U0295543

12招让你睡得香！

今夜不再失眠

日本大学医学部精神医学系主任 教授

蒋青 译

【日】内山真 著

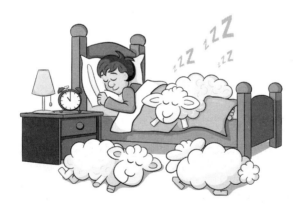

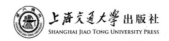

上海交通大学出版社
SHANGHAI JIAO TONG UNIVERSITY PRESS

内容提要

现代社会有睡眠障碍的人数众多，失眠的原因和失眠的表现也各不相同，给工作生活都带来了不少负面影响。正视自己的睡眠问题，对于每一个现代人来说都至关重要。本书是日本著名睡眠科医生面向普通读者撰写的睡眠知识科普书籍，参照本书介绍的方法，读者可以自我评估自己的睡眠状况，找到原因所在，并找到适合自己的安睡法。

图书在版编目 (CIP) 数据

今夜不再失眠 /（日）内山真著；蒋青译. 一上海：
上海交通大学出版社，2015
ISBN 978-7-313-13462-2

Ⅰ. ①今⋯ Ⅱ. ①内⋯ ②蒋⋯ Ⅲ. ①失眠-防治
Ⅳ. ①R749.7

中国版本图书馆 CIP 数据核字（2015）第 167188 号

KONDO KOSO KAIMIN DEKIRU 12 NO HOUHOU
Copyright HANKYU COMMUNICATIONS CO.,Ltd.2011
Chinese (in simplified character only) translation rights in simplified characters
arranged with HANKYU COMMUNICATIONS CO.,LTD.
through Japan UNI Agency, Inc., Tokyo

上海市版权局著作权合同登记号 图字：09-2014-1023

今夜不再失眠

著　　者：[日]内山真　　　　　　　　　译　　者：蒋　青
出版发行：上海交通大学出版社　　　　　地　　址：上海市番禺路951号
邮政编码：200030　　　　　　　　　　　电　　话：021-64071208
出 版 人：韩建民
印　　制：上海天地海设计印刷有限公司　　经　　销：全国新华书店
开　　本：850mm×1168mm　1/32　　　　印　　张：4.375
字　　数：73千字
版　　次：2015年10月第1版　　　　　　　印　　次：2015年10月第1次印刷
书　　号：ISBN 978-7-313-13462-2/R
定　　价：29.80元

序

告别无眠的白日梦

我认识蒋青老师有很多年了,她高超的语言修养和丰富的海外阅历,给我留下了深刻印象。在我担任校长期间,她随团出访日本,而接待者都会惊讶于她标准、优美的日语,她对日本社会广泛而深刻的了解。确实,她在复旦读的是日语,进入华东理工大学任教后,曾经无数次访问日本,几乎遍及日本所有的县,她还曾长时间担任日本的外籍公务员!日本有许多中国通,我们同样需要日本通。

若干年前,在日本访问期间,我曾经和她提及,日本不仅有优良的生态、整洁的环境、良好的秩序和优雅的礼仪,日本的养生和健康理念,也值得我们关注。日本的人均安眠药用量远多于我们中国,这并不是日本人的失眠比我们严重,而是我们对睡眠的理解远不如日本。我告诉她,我的睡眠并不差,可由于繁重的行政工作压力、长年满负荷的运转、国际旅行和时差,睡眠有时也出问题,一时无法调整过来,也曾经苦恼。而我睡眠问题的彻底解决,就有赖于我的一位同行和日本友人、前辈和忘年交,京都大学的化学教授,现年近90岁的藤田(Fujita)先生。藤

1

田是20世纪60年代的定量构效关系(QSAR)理论方法的两位奠基人之一（另一位是美国人Hansh），该理论作为当今医药和农药的分子设计基础而获得广泛应用并取得巨大成功。藤田以自身的经历劝说我睡眠之重要，以及应如何调整睡眠，并特别告诉我现代安眠药是重要的睡眠工具，不像传说中的那样可怕，关键在于合理正确使用，摆正心态。

因此，我常常向身边的人介绍藤田的例子和自己的体验，也确实，很多亲友照此尝试，获得了非常好的效果。我建议蒋青老师在方便的时候，能发挥她的特长和优势，为我们快速发展的中国和需要应对和适应急剧变化的民众，翻译日本成熟有效的关于睡眠的书籍，以便我们每个人能做好自己的中国梦，实现我们的中国梦。因为我知道，许多大学师生，以及社会民众的的身心问题，主要源自睡眠障碍，而这一特殊现象常常被人忽视或者误解。如果说，救人一命，胜造七级浮屠，那么，救人睡眠，胜似在世神仙！

日本远早于我国进入工业化国家，我们今天遇到的问题，他们或多或少地都曾经出现过。日本曾经从我们古人身上学到了语言、文化、礼仪和宗教，我们也需要从他们那儿学习现代化过程中的各种经验。由于近百年前的日本侵华，给我们全民族留下了惨痛记忆，使得我们现代国人要全面客观地看待日本及其经验尤为艰难。想要获得别人发自内心的尊敬尊重，就得要学习别人的长处并超越别人，也就能避免历史的悲剧重演。我国走向世界，首先得走出亚洲；而走出亚洲，不得不面对日本。我们需要学习全人类一切先进、优秀的文化和经验，以塑造坚不可摧、富有强大吸引力的中华文明。

时间过得也真快，我过了两届十年的任期，终于卸下了担任近11年之久的校长职务，全身心地回归学术，基于定量构效关系(QSAR)的分子设计是我每天思考围绕的核心。与过去行政职务相关的一切均已经淡忘，而此时，突然，蒋青老师通过我的助手，转来她翻译的《今夜不再失眠》一书的清样，供我阅读。我真是非常欣喜。高兴的是，蒋青老师还记得我的建议，在繁忙的研究教学之余，将其付诸实践；喜悦的是，有此书为见过千百种月亮的人们呵护睡眠，那是一种让人心安的幸福。

　　书的内容非常好，从睡眠到做梦，再到安眠药，原理、机理、方法、一应俱全，浅显易懂，深刻准确，便于运用。通篇文字非常流畅、简洁，可见蒋青老师高超的日文水准、优美的中文文采、对中日民间和社会的充分了解，在此书中充分体现。此书必定会获得读者的欢迎，也能使读者对中日文化的异同有更深层地认识。

　　感谢蒋青老师！祝愿大家在睡眠之乡做梦并翱翔，永远告别无眠的白日之梦。

钱旭红

中国工程院院士，华东理工大学教授、前任校长

2015年8月19日

给同桌的序

《今夜无人入眠》是首好歌，可是自己天天唱起来，就不太动听了。

生物钟是越老越顽固。哪怕是每周一次的夜新闻直播，也足以让我在余下的六天，天天挣扎于难以入眠的折磨中。

尝试过各种催眠方式，褪黑色素、数羊、打坐、高科技电子助眠器，大都是时灵时不灵，用久了都不灵。

干脆起床，冲一杯安神花草茶，窝到沙发里看会儿书，做自己喜欢的放松的拉伸动作，等待睡神的再次临幸。我发现精神的放松，似乎更容易带来睡意。大概你的身体最知道，并不是人人需要八小时睡眠。也未见得早睡早起身体一定会更好。

记忆中最艰难的睡眠，发生在高三时。临近高考，老师们盯得紧紧的，复习测验一个接着一个来。春天的午后，睡意袭来，挡也挡不住，撑也撑不住。这个时候，把课本竖立起来，偷偷趴在课桌上打个盹儿，虽然也许只有三五分钟，但是一觉醒来，真是精神焕发，神清气爽啊。当然，太困了，也时常有睡相难看的时候，流口水事儿小，呼噜都打起来就太丢人啦。每当这些时刻，蒋青同学总是极其负责任地把同桌的我悄悄推醒，默默维护了我在全班男生心目中的女神形象。

蒋同学日语精湛是不必说了，更为难得的是，旅日十年间，玩遍了47个道府县的山山水水角角落落。她翻译本书自然会再次拯救我的睡眠，但是，在我看来，她翻译一本吃喝玩乐的书，才是真正拯救我的人生。期待她的下一本新作！

袁　鸣

东方卫视主持人

2015年8月

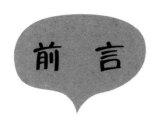

前　言

　　人的一生约有1/4至1/3的时间是在睡眠中度过的，如果以人的寿命为80岁来计算的话，有20多年的时间是处于睡眠状态。睡眠可以使人的大脑和身体得到休息，消除当天的疲劳，为第二天做好准备。就寝前的惬意时间以及随之而来的好睡眠，可以使人的心情恢复平静。因此，这20年是否睡得舒适，关系到整个人生是否过得愉悦。睡眠质量低下，导致生活质量低下，人生也会变得苦涩。

　　睡眠学是研究睡眠的学问，始于50多年前，近20年取得了飞跃发展，特别是睡眠产生机制以及引发睡眠的脑内物质的发现，对整个脑科学来说，都是巨大的突破。研究结果表明，无法安睡，其实各有各的原因。卧室环境不够理想、生活习惯有误区、有心事和精神压力、睡眠时呼吸困难等身体异常、生物钟的节奏紊乱等等，因人而异，因年龄而异，无法安睡的原因有多种可能性。

　　随着睡眠学的发展，睡眠的重要性再次引起了重视。如果出现睡眠时呼吸困难，即睡眠呼吸暂停综合征，会极大地增加诱发高血压、心脏疾病以及脑血管病的危险性。睡眠不足和睡眠障碍会让人白天感到困倦，增加引发交通事故等的可能性。睡眠不足和失眠，还可能成为高血压、糖尿病等慢性病(生活习惯病)和忧郁症的危险因素。总之，睡眠质量不好会对身心都造成伤害。

　　针对有睡眠问题的人给出的建议，也因为最新研究成果而和以往有了很大的变化。日本全国的调查表明，每5个成年人中就有1个人有失眠症状，年龄越长这个比率也越高。可以预见，在老龄化问题愈发严重的日本，为失眠所困的人数将不断增加。为解决失眠问题，每25个成年人中就有1个人服用安眠药，而60岁以上的人群每10人中就有1人服药。通过调查还发现，健康人群的睡眠时间一般为6至7小时，而且睡眠时间达到平均值的人群亦最为健康。

　　稍早些时候的有关睡眠和睡眠障碍的书籍，即使是非专业书，所给出的建议对那些有睡眠问题的人来说，也往往都难以施行。其实，最重要的是掌握正确知识，抛弃以往的那些所谓帮助睡眠的"好方法"。

　　本书基于最新的睡眠学研究成果，浅显易懂地介绍了获得优质睡眠的方法和策略。通过阅读本书，每个人都可以根据自己的年龄、生活方式发现自己的睡眠特性，了解应对的方法，并能从最易着手的方法开始实践。

　　但是，如果你已备受睡眠问题煎熬的话，建议立即就医。可以有人倾听自己的烦恼，会让人舒心很多，在精神层面上也会变得积极。本书也可以帮助你在就医之前，对自己的实际情况做一个梳理，以便与医生更好地沟通。

　　　　　　　　日本大学医学部精神医学系主任 教授　内山　真

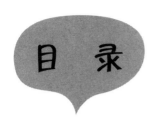

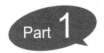
"睡眠"的基本知识 / 1

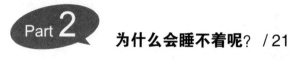

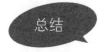

Part 1

"睡眠"的基本知识

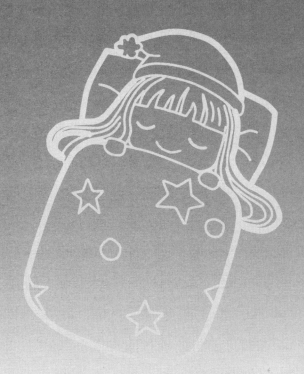

每5个人中就有1个人因为睡眠问题而在烦恼

"睡不着"的不仅仅是你

现代社会,24小时全天候生活方式导致人们的生活节奏紊乱,而且作为老龄化社会的一个象征,因失眠而烦恼的人数也在不断增加。

日本的厚生劳动省以全国3 ~ 99岁的6 466人为对象所进行的有关睡眠的调查结果表明,过去曾因睡眠问题而困扰的人所占的比例,女性为39.3%,男性为32.4%,整体为36.4%。

另外,通过这项调查发现,目前有睡眠问题的人,女性为20.3%,男性为18.7%,整体为19.6%,也就是说几乎每5个人中就有1个人为睡眠问题而烦恼。其中,已经持续1个月以上有这样烦恼的人占整体的11.7%,也就是说每10个人中就有1个人长期为睡眠问题所困扰。这项调查使睡眠问题的严重性日趋明显。

睡眠问题,大致可分为2种。

一种是"睡眠不足",为了工作、学习或者娱乐,导致卧床睡

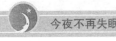

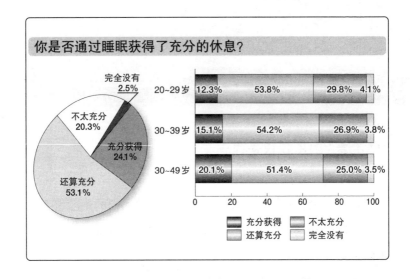

你是否通过睡眠获得了充分的休息?

完全没有 2.5%
不太充分 20.3%
充分获得 24.1%
还算充分 53.1%

20~29岁　12.3%　53.8%　29.8%　4.1%

30~39岁　15.1%　54.2%　26.9%　3.8%

30~49岁　20.1%　51.4%　25.0%　3.5%

0　20　40　60　80　100

■ 充分获得　■ 不太充分
□ 还算充分　□ 完全没有

眠的时间无法得到保证。这在年轻人和工作人群中特别多见。另一种是"失眠"。很想睡,躺在床上却苦于无法入睡,从而对次日白天的身心都带来坏影响。这主要出现在中年以上的人群里,特别是在60岁以上人群中有明显增加。

　　2007年的"国民健康·营养调查"(厚生劳动省实施/对象人群为1岁以上)显示,最近1个月无法通过睡眠获得充分休息的人,也就是说因睡眠不足而烦恼的人高达22.8%。特别是20 ~ 49岁的青壮年工作人群中,因睡眠时间不足导致无法获得休息的人非常多见。

　　无法确保睡眠时间的理由各式各样,有工作学习忙、上班上学距离远等社会生活上的问题,也有工作学习所造成的压力等。1996年由财团法人健康与体力事业财团进行的"健康意识调查"的结果表明，现代人因为生活繁忙而不得不压缩睡眠时间。

2007年的同一调查还发现了一个很值得注意的失眠问题。对于"无法入睡"或是"夜间多次醒来"的问题，回答中曾有过其中一种经历的人居然多达46.9%。也就是说，1个月里几乎有近半的人曾经历过失眠。这种失眠现象，随着年龄的递增而增加，人口老龄化的加剧使问题更加严重。

睡眠是让身体和大脑获得休息的重要时间。身体的疲乏，稍稍躺一会也能得到一定的缓解，但对需要进行高度智力活动的大脑来说，只要醒着就无法获得休息。睡眠机制可以帮助大脑深度休息，对消除疲劳至关重要。

另外，研究发现大脑进入深度睡眠后，会分泌成长荷尔蒙。自古就有的"睡得好长得好"的说法，就是基于睡眠时分泌的成长荷尔蒙，其作用是促进细胞的新陈代谢，促进皮肤、肌肉、骨骼的生长，使日间受损的肌肉、内脏得到有效的修复。

也就是说，睡眠是身体和大脑的重生工厂，要保证身心的健康，首先必须要保证充分的睡眠时间和优良的睡眠质量。

理想的睡眠时间

身体和大脑，到底需要多长的睡眠时间呢。

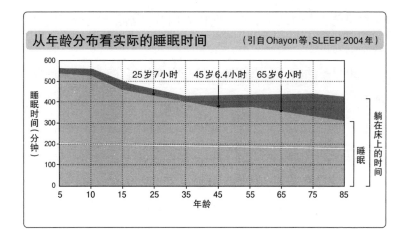

从年龄分布看实际的睡眠时间 （引自Ohayon等，SLEEP 2004年）

以前经常有"8小时睡眠"这一说法，但事实是，健康成人中几乎没有人每晚睡足8小时。日本的调查表明，健康人群的睡眠时间一般略短于7小时，而大多数人的睡眠时间亦都如此。

从年龄分布来看，年纪越大实际的睡眠时间（真正睡着的时间）也越短。本页图表显示的有关实际睡眠时间的客观结论，是通过脑波监测世界各地健康人群的睡眠时间所得出的。通过此表可以看出，只有不足15岁的人才能睡满8小时，25岁的人平均7小时，45岁的是6.5小时，65岁的是6小时。

那么，这样长短的睡眠时间是否能够保证身心获得充足的休息呢？最新调查表明，睡眠时间不足6小时的睡眠过短的人群，确实如预料的易患高血压、糖尿病、代谢综合征等，但睡眠时间长达8小时或者9小时的人群，也易患这些疾病。也就是说，睡眠时间6 ～ 7小时的人群是最健康的。"睡眠时间和6年后死亡概率之关系"的研究结果表明, 睡6.5 ～ 7.5小时的人群最为长寿。

这为睡眠时间提供了一个参照标准, 结论就是太短或太长都不理想。年龄也是考虑睡眠时间长短的重要因素。每个人都应该考虑一下适合自己的睡眠时间。

了解睡眠的机制

快速眼动睡眠和非快速眼动睡眠

1953年发表的研究结果表明，睡眠时，人的眼球会出现周期性转动的现象，发现了人的睡眠可以分为快速眼动(REM = rapid eye movement)睡眠和非快速眼动 (NREM) 睡眠。根据这项发现，对解构睡眠机制有了飞跃性的进步。

入睡后，首先会进入睡眠很深的非快速眼动睡眠，再进入到睡眠较浅的快速眼动睡眠。人的睡眠由这两种性质不同的睡眠所构成，每个睡眠周期约90分钟，一晚上会有4～5个周期。

非快速眼动睡眠＝大脑的睡眠

一般认为，非快速眼动睡眠时，大脑正处于睡眠状态，根据大脑的休息程度，脑电波形可分为4个阶段（由浅变深的第1～第4阶段）。先由浅变深地从浅睡期逐渐进入深睡期，过了深睡期之后，睡眠又由深变浅，然后进入快速眼动睡眠。

深睡眠状态下，会微微地出汗，慢慢地深呼吸，睡得很香甜。血压稳定，心跳减缓，是可以获得真正休息的理想状态。瞳

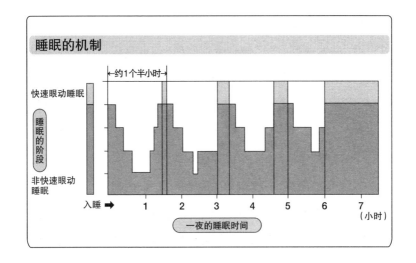

孔稍稍张开,所以在这种状态下突然被叫醒的话,会觉得刺眼无法睁开眼睛。

【非快速眼动睡眠的特征】

▶ 睡得很香甜。

▶ 入睡后立即出现。

▶ 几乎无梦。

▶ 支撑身体的肌肉依然在工作。

▶ 睡眠越深,呼吸和心跳越缓。

快速眼动睡眠＝身体的睡眠

　　快速眼动睡眠状态下,肌肉舒缓,全身松软,身体完全进入休息状态,但大脑依然处于工作状态,睡眠较浅。观察脑电波可以发现,虽然睡眠较浅,像打瞌睡似的,但彻底屏蔽了来自外界的五感刺激,身体全身无力,像是被绑住了似地无法动掸。呼吸变浅,心跳也发生变化。观察发现,快速眼动睡眠时,人会稍微翻着白眼,呼吸短促。此睡眠状态也是觉醒的准备状态,如果在此状态下醒来的话,人会觉得神清气爽。

人会在快速眼动睡眠状态下做梦,一般认为每个快速眼动睡眠周期都会做梦(每晚4~5个)。不仅是视觉,梦境里也会有听觉、触觉、嗅觉、味觉等五种感知。由于此时处于大脑控制肌肉的指令都处于屏蔽状态,即使梦境中有各种行动,也不会表现为实际的身体动作。

【快速眼动睡眠的特征】

▶ 眼球一直在转动。

▶ 身体完全脱力。

▶ 呼吸和脉搏不规则。

▶ 会做梦。

梦的本质

梦的内容往往是现实世界中不可能实现的,更接近本人的愿望。

从心理学的角度,有一种假说认为,人通过梦境来满足现实生活中未能实现的愿望,释放性欲等人的本能欲望。

　　另一方面,处于极端压力状态下则容易做噩梦。帕金森病、高血压、忧郁症的治疗药以及安眠药有可能导致做噩梦。PTSD(创伤后应激障碍)、忧郁症患者也会经常做噩梦。PTSD是由于过去受到的虐待等对身体的直接暴力,或是卷入犯罪、事故等外部创伤体验后引起的。根据过去的调查,PTSD患者中有60%～70%的人承认有包括噩梦在内的睡眠障碍。

　　一般认为,近半成人做过噩梦,而儿童中的比例更高。根据前面提及的"国民健康·营养调查",47.2%的人自诉做过噩梦。如果频繁做噩梦且已持续一段时间的话,最好找专业医生咨询一下。

什么是"鬼压身"

　　睡眠状态下,有时会出现这样的情况:某个令人恐惧的东西追上了自己,并压在了自己身上,想逃但身体却无法动弹,也就是俗称的"鬼压身"。

　　这种状态时,往往会出现与梦境相关连的幻觉,经常被看作是灵异现象的一种,其实,这只是快速眼球运动睡眠状态下发生的被称为"睡眠麻痹"的生理现象。

　　快速眼球运动睡眠状态时,几乎所有人都会做梦。而此时正处于大脑对肌肉的控制指令被切断的状态。也就是说，这种状态下突然醒来的话，由于全身无力，就出现了想动也动弹不了的"鬼压身"的状态。这种状态通常只会持续数秒或者数十秒，渐渐地或者突然就恢复了。如果这种状态长时间持续，或者在入睡初期频繁发生的话，需要引起注意。

"鬼压身"多见于年轻人群中，睡眠不规律或者睡眠不足、身心压力过大时易发。如果频繁出现"鬼压身"的话，需要努力让生活变得有规律。出现"鬼压身"时不要焦虑，有意识地转动下眼球，就可以摆脱了。

令人担忧的打鼾

仰躺时，肌肉舒缓，舌根和喉咙周边软组织都松弛塌陷，气道变窄。这时，随着气流的进出，喉咙的软组织会随之振动并发出声响。这就是打鼾。随着年龄的增长，打鼾越发多见，60岁以上男性中有60%，女性中有45%的人每晚会打鼾一次。

容易打鼾的人都具有：肥胖、每天饮酒、颈部短且粗、鼻子和喉咙有疾病等特征。另外，饮酒过度或者身体极度疲劳时，患有扁桃体发炎或者扁桃体增生、鼻炎时，也容易打鼾。

轻度的打鼾只是鼾声刺耳而已，只要呼吸正常，就说明没有健康问题。但是，由于夜晚打鼾严重，导致白天出现难以克制的嗜睡的话，往往可能是患了睡眠呼吸暂停综合征，睡眠时出现了呼吸暂停的情况。

　　一般的打鼾都很有规律,不会出现呼吸暂停的现象,但患有睡眠呼吸暂停综合征时,会出现睡眠时呼吸暂停10秒以上的情况,而且这种情况一晚上会出现30次以上,这也是一种睡眠障碍。很响的一声呼噜后,突然间没有了鼾声,呼吸也暂停,然后又重新响起一声划破空气般的"呼"或者"呼呼"、"哈哈"的鼾声,这说明可能患有此综合征。值得注意的是,呼吸暂停时的缺氧状态,易引起高血压、动脉硬化,也会诱发脑梗、心力衰竭等导致生命危险的疾病。

　　千万不要小看了"打鼾"。根据"国民健康·营养调查",8.0%的人曾被告知睡眠时有呼吸暂停现象。如果想要知道自己实际的打鼾情况,可以让家人观察一下。

【怎么避免打鼾】

▶ 不要仰卧,要侧卧(仰躺时,舌头等软组织受重力影响塌陷,气道容易变窄)。

▶ 养成良好的生活习惯(肥胖的人需要减重;睡前不要饮酒,平时不要饮酒过度)。

翻身的作用

　　睡眠时,承受身体重量的特定部位肌肉会疲劳,血液的循环会不流畅。翻身这一生理现象就是为了避免这种状况的出现。适当翻身，不仅可以减轻部分身体的压迫感，也可以使被压迫部分的血液循环恢复正常。

此外，热气会集中在身体和床之间，翻身时与空气接触，可以帮助散热，而且也能修复由于日间活动所弯曲的背部。

所以说，翻身不仅可以使人睡得更香甜，还能使身体的疲劳得以消除，"睡相难看"其实是身体自我调节机能很活跃的一个表现。想要睡得好，翻身必不可少。

睡前饮酒的效果

在欧美国家，常有睡前喝上一杯"night cup"的习惯。日本也有18.6%的人，选择饮酒助眠（数据出自"国民健康·营养调查"）。酒精确实可以舒缓情绪，消除精神紧张，只要不是为了助眠而刻意饮酒，晚饭时喝上一小杯，确实会让人心情放松，睡得也香甜。

但长此以往，或者大量饮酒的话，效果会适得其反。酒精确实在前半夜有加深睡眠的效果，但这一效果两小时左右就会完全消失，从而使后半段的睡眠质量恶化，会变得夜间易醒，也睡不安稳。

而且，人很容易"习惯"于酒精的作用，每天喝酒，会导致不加大饮酒量就无法入睡的情况。

还有很多人认为，"酒比安眠药更安全"，"酒可以替代安眠药"，这些观念都是错误的。失眠时，与其依赖酒精，不如按照医嘱服用安眠药，既有效又安全（见104页，"如何聪明地服用安眠药"）。

睡眠有利于身心健康

很多女性都有这样的经历，"没睡好，妆也很难化得好看"。这是因为，睡眠不够充分，成长荷尔蒙的分泌也会不够充分，肌肤的损耗无法得以修复，皮肤就会变得粗糙。

成长荷尔蒙，可以促进骨头、蛋白质的合成。想要消除白天的疲劳、身体的损耗，以及养病养伤时都需要成长荷尔蒙。对睡眠来说，成长荷尔蒙的分泌非常重要。另外，睡眠状态下，还会生成抵御各种病菌的免疫物质。

而睡眠的最大功用就是，让大脑获得休息。睡眠不足会导致注意力低下，判断力迟钝，大脑过热。熟睡时，出汗可以帮助身体散热，让大脑和体内温度降低，起到冷却效果。

另外，最近还发现，白天学习的知识和技能，真正能够记忆定格在脑海里，是要在睡眠状态中才能完成的。同时，还能清除那些不必要的记忆，梳理大脑内存。不仅是知识的学习，还有技能的掌握，睡眠所发挥的作用都非常大。

反之，睡眠不足时，工作能力低下，注意力降低，伴随倦怠感的产生，还可能引起工作失误和事故的发生。最近还有病例显示，持续失眠容易诱发忧郁症。

睡眠因年龄而异

儿童需要10小时睡眠，随着年龄增长，渐渐变为8～9小时、7小时、6小时，年龄越长，睡眠时间越短。

身体生长阶段，睡眠对人的成长必不可缺。年轻人常说的"一觉睡到天亮"般的长时间熟睡，是确保成长荷尔蒙分泌所必需的睡眠。

年轻时，只要这般"好好睡上一觉"，疲劳一下子就会消除。但年龄见长，就不再有这样的睡眠了。虽然还觉得累，到了某个点就一定会醒来。"睡眠力"会随着年龄的增长而减弱……也就是说，睡眠功能也会衰老。

这也是自然的变化。与年轻时相比，日间的活动量减少，帮助消除疲劳的睡眠也就自然减少。身体已经不需要睡眠了却硬是长时间睡在床上的话，会变得夜间易醒，陷入恶性循环。为了不发生这样的情况，睡眠方式应该符合自己身体的需求，有必要调整自己的作息等生活习惯。

一般认为，夜晚的睡眠时间，25岁时7小时、45岁时6.5小时、65岁时6小时左右。睡眠时间接近平均值的人群，与那些睡得过短或过长的人群相比,既不容易得病,死亡概率也更低。

体内生物钟的作用

睡眠由体内生物钟控制。这个"生物钟"存在于大脑内,命令身体在睡眠、觉醒状态之间切换,调节体温和荷尔蒙的分泌,为入睡、觉醒做准备。

体内生物钟的自然节律以24 ~ 24.5小时为1天。根据这一周期的话,会渐渐比日历周期延迟。因此,随着新的一天的开始需要重置生物钟,早上起床时眼睛感受到的阳光就发挥了这一作用。眼睛感受到阳光后,把信息传递给大脑深处的生物钟,就意味着一天开始了,先会命令身体进入日间的活动模式,14 ~ 16小时之后又会切换到准备入睡模式。

与睡眠直接有关的身体内部体温,也随生物钟而变化。睡意来袭时,是否感到指尖脚尖都变得暖和了呢?这是因为此时身体已经切换到睡眠模式,通过手脚开始散热。皮肤表皮的散热会帮助身体内部体温下降,身体正式进入休息状态。

也就是说,生物钟随地球自转而昼夜循环,调节身体使其保持适于"日出而作、日落而息"的最佳状态。

"疲劳引发睡眠"

人的身体不仅仅依靠生物钟控制睡眠。过度的疲劳或者睡眠不足持续一段时间后,睡意会变得非常强烈,人的身体机制会自然控制睡眠变得更深。

为了修复身心日间的损耗,大脑内部的睡眠控制中心会平衡调整,根据疲劳度以及睡眠不足的程度安排相应的睡眠。比如,通宵之后的次日夜间,前半段的睡眠会比平常更深等,即会对睡眠进行适当的调节。

但是,这个身体机制只是用于弥补睡眠不足,想要事先"补睡"是不可能的。大脑只会在入睡阶段,根据身体的实际需要,对睡眠的质量和时间进行调节。

睡眠按身体所需而定,这就是人体的睡眠机制,即使事先大睡一觉,第二天通宵也不会变得轻松。

"睡眠因日长而异"

随季节变化而变化的日长,对睡眠时间的长短也会带来影响。

一年中,白天最长的夏至(6月21日左右)前后的6—7月间,睡眠时间相对也短,白天最短的冬至(12月22日左右)前后的12—1月间,睡眠也会相对变长。日本的话,通常认为冬天会比夏天多睡1小时左右。

夏天气温高，晚上睡不好，当然也是理由，但从根本上说，人的身体机制会随着季节变化而相应调整。动物更是如此，秋季至冬季，感受到白天变短，就会开始预备食物准备冬眠。

秋季到冬季，日照时间变短，有些人会因此而出现忧郁症的症状。但随着春天的到来，症状又会自然治愈，这被称为"季节性忧郁症"。随着秋冬天日照时间的变短，有些人会由此出现强烈反应。治疗时，只要让病患充分沐浴阳光，延长其感知的日长时间，就会见效。

随着季节变化，人的身体也自然发生相应的变化，所以，一年间都要在同一时刻入睡，都要睡同样长时间，实在没有必要，这反而打乱了正常的身体节律。"夏天睡得短"，"冬天起不早"，是身体的正常反应。

与睡眠有关的谚语

自古就有很多与睡眠相关的谚语，这说明睡眠与人类的生活息息相关。

以下都是极具代表性的。

睡得好，长得好

是说睡得好的孩子也会长得好，这很有道理，因为深度睡眠时会分泌更多的成长荷尔蒙。

睡得正香时,耳朵进水(晴天霹雳)

形容发生了预料之外的事情因此感到震惊的样子。想像一下,睡得正香时,耳朵突然进了水,是不是惊慌失措呢?

不懂世故,才能高枕无忧

不懂世故的人,也就没有压力,自然睡得也香甜,往往会说"一点人情世故都不懂的人,活得可真是无忧无虑",暗含讥讽。

弄醒睡梦里的孩子

形容说些不必要的话,做些不必要的事,使得明明已经平息的事情又起波澜的情况,就像哄孩子睡觉时父母的心情,幼儿犯困时经常会哭闹,父母刚感慨到"好不容易睡着了",偏偏孩子又突然醒来,不得不重新哄着入睡。

Part 2

为什么会睡不着呢？

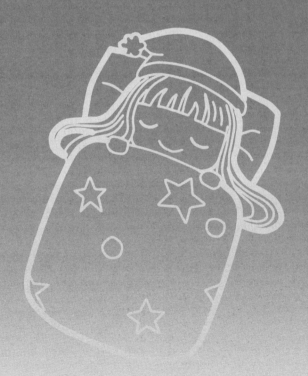

评估一下你的失眠程度吧

记录你的"睡眠障碍"

又累又困，上了床却睡不着——即使有这样的经历，也很少有人会意识到自己可能患上了失眠症。长此以往，会出现诸如疲劳、注意力低下、思想难以集中、精神不振、情绪低落等症状，导致生活质量逐渐下降。因为过于想要睡着，越是担心失眠越是精神紧张，从而陷入难以入睡的恶性循环。

世界卫生组织 (WHO) 引领的"全球睡眠和健康计划"所制订的"阿森斯失眠量表"，可以帮助你客观评估自己的实际睡眠状况。

这是国际公认的失眠程度评估法，可以把自己对失眠的主观感受通过具体的指标量化，不止是评估症状程度，更可以帮助确认失眠的原因。入睡困难，还是夜间易醒，症状的确认利于找到与原因相应的解决方法。

阿森斯失眠量表（the Athens insomnia scale, AIS）

本量表用于记录你所经历的"睡眠障碍"的自我评估。

针对以下8个条目,从A～D中选择符合你自身情况的选项。如果过去1个月内每周至少经历3次以上的话,就是你应该选择的障碍程度。

1)入睡时间(关灯后到睡着的时间)

A 没问题,一直很快就能入睡

B 轻微延迟

C 显著延迟

D 严重延迟,或者完全没有睡着

2)夜间醒来

A 没问题,即使醒来也没有影响睡眠

B 轻微影响

C 显著影响

D 严重影响,或者完全没有睡着

3)比期望的起床时间早醒,醒后无法再入睡

A 没问题,没有这样的情况

B 轻微提早

C 显著提早

D 严重提早,或者完全没有睡着

4）总睡眠时间

A 充分

B 轻微不足

C 显著不足

D 严重不足，或者完全没有睡着

5）总睡眠质量（无论睡眠时间长短）

A 满意

B 轻微不满

C 显著不满

D 严重不满，或者完全没有睡着

6）日间情绪

A 正常，一如既往

B 轻微低落

C 显著低落

D 严重低落

7）日间身体机能（体力以及精神）

A 正常，一如既往

B 轻微受损

C 显著受损

D 严重受损

8）日间思睡

A 没有，完全不思睡

B 轻微思睡

C 显著思睡

D 严重思睡

【评分】

A=0分、B=1分、C=2分、D=3分，统计总分

【评定标准】

1～3分——有睡眠障碍。

4～5分——疑似失眠。

6分及以上——失眠，10分以上需要就医。

想要获得舒适的睡眠，首先，必须要了解自己的睡眠状况。由此，可以知道自己的睡眠（失眠）的类型，一旦明确了原因也就不难找到改善自己睡眠的方法了。

了解自己的失眠类型

"失眠症"类型繁多

"失眠症"是指熄灯上床后也无法入睡,导致白天身心俱疲的状态。根据夜间无法入睡的表现,大致可分为4种。

入睡困难

上床后需要30分钟以上才能入睡,也就是常说的"不能很快睡着"。有心事或精神压力,以及过于担心睡眠的人,往往会出现入睡困难,周围的噪声、身体的痛楚和瘙痒也可能引发。

日本有8.3%的成人经历过这样的入睡困难。各年龄层没有明显差异,在年轻人和中年人中亦多发。

熟睡障碍

睡眠时间充分,次晨起床时却觉得没有睡好,没有好好睡了一觉的满足感。

健康人群能否获得熟睡感,取决于非快速眼动睡眠时深睡

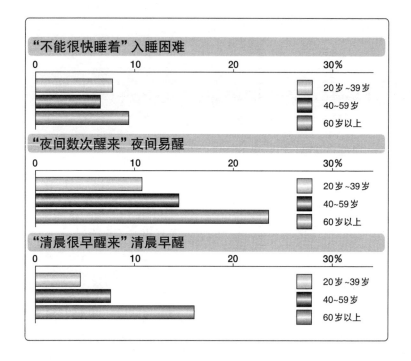

期的长短。如果深睡期不够，大脑并未获得深度休息的话，就会觉得"整晚只是迷迷糊糊躺着，一点都没有熟睡"。

夜间易醒

　　夜间数次觉醒，醒来后难以再次入睡。饮酒、夜间尿频、身体不适等，这些身体原因，都容易妨碍睡眠。

　　这是最常见的睡眠障碍，日本有15%的成人经历过夜间觉醒导致的失眠。多发于老年人，60岁以上人群中有20%的人自诉有此症状。

清晨早醒

清晨早醒后，虽然还想睡却无法再次入睡。比期望的起床时间要早醒很多。

日本有8%的成人经历过这样的失眠，随着年龄的增长变得更加早起，男性中尤为多见。此类失眠，往往会伴有早上不想起床的症状，这也是忧郁症的早期症状表现，尤其值得注意。

原因各异的"失眠症"

每个人都经历过因为有心事或烦恼而睡不着，旅行在异地而睡不着。暂时性的环境变化和心理压力导致连续几天睡不着的症状，称作短期性失眠。这类失眠，原因一旦解决，睡眠就会改善，大都会恢复到以往的正常状态。

失眠若持续1个月以上，需要作为失眠症来进行治疗。值得注意的是，有些可能是因为内科疾病（哮喘、心力衰竭、胶原病），或者精神疾病（忧郁症、精神分裂症、神经衰弱）等引起的。

导致此类失眠症的原因，一般认为有以下几种：

药源性失眠

为了治疗某种疾病而服用的药物，有时会导致无法入睡。或者出现起床后依然昏沉沉没有睡醒的感觉、吃药后会突然犯困想睡等症状。

值得引起注意的药剂有：治疗忧郁症等的精神疾病类药、有抗组胺作用的感冒药，治疗特异性皮炎及花粉症的抗过敏药等。治疗膀胱炎及胃溃疡、帕金森病、高血压等时所使用的利尿剂，也可能引起失眠。

但是，并不是所有服用同类药的人都会出现上述睡眠问题。反之，即使以前服用时没有问题，也有可能因为目前的身体状况而出现症状。

一旦出现症状，首先要停用诱发失眠的药剂，以其他药剂替换。此时，不能依靠自己的判断，必须就医。

心理疾病引发的失眠

引起睡眠障碍的心理疾病，首先可以想到的就是忧郁症。忧郁症的发作与体质和性格都有关系，但目前还不知道确切的发病原因。

作为忧郁症的症状，会出现特有的失眠表现。难以入睡，没有熟睡感，起床时觉得疲劳并未消除。夜间数次醒来，其后一直处于不知道到底是睡着了还是醒着的状态，醒来时大脑依然昏昏沉沉。醒来也不想起床，白天无精打采，以往觉得开心的事现在都毫无兴趣，体力上、精神上都逐渐缺乏活力。

发病初期，由于活力匮乏是和失眠同时发生的，很多人会以为是没睡好而导致身体机能低下、情绪低落。

精神压力导致的失眠

现代社会充满压力。跳槽转行、结婚离婚、疾病以及亲人的过世，日常生活的各种情景都会感受到巨大的精神压力；在工作单位或者学校，往往不知不觉间已承受着各种压力。

持续的压力容易导致失眠，为什么会这么说呢？

连续处于压力状态下心理上的紧张不安，会让人睡不着，但这只是短期性失眠。觉得最近不太睡得着的人，首先要确认身边的压力。开始睡不着的时候，生活上是否发生了变化，是否存在工作上的烦恼、人生的迷茫以及家庭问题等等，一旦这些问题得以解决，失眠症状大都也会随之消失。

如果多日出现"好想睡，上了床却睡不着"的情况，就会开始担心"今晚会不会又睡不着"、"要是睡不着怎么办"。这些担心又会导致情绪无法平复、紧张无法消除，头脑反而愈发清醒，变得更加无法入睡。这就是所谓的失眠恐惧症引发的失眠状态。越是努力地刻意想要入睡，越是会过于紧张而导致无法入睡，不断地恶性循环。

事实上，在患有失眠症的人群中表现最多的症状，就是由失眠恐惧症引起的慢性失眠。那些神经质、做事一丝不苟、完美主义倾向的人，容易出现此症状。

这种类型的失眠，经常会发生这样的情况，在卧室睡不着，但在客厅沙发上坐着看电视或看书时，却很快就睡着了。所以，不要太执着于入睡这个念头,重新布置卧室和寝具,睡前试着让自己放松,都是帮助睡眠的有效方法。

上述这些慢性失眠,称为精神生理性失眠或原发性失眠。

睡眠呼吸暂停综合征

睡眠时肌肉变得舒缓。舌头也是肌肉,随着肌肉放松,舌头会落入喉咙深处,堵塞气道。也就是说,会发生舌头堵住喉咙无法呼吸的状态。而且仰卧时,颈部和喉咙四周的脂肪也会堵塞气道,肥胖人群尤其要加以注意。

一晚上多次由于呼吸困难而醒来,睡眠自然就浅,身体也未能休息。晚上明明睡着了,白天却依然嗜睡,出现这种情况的话,很有可能是睡眠呼吸暂停综合征。

睡眠的最大功能是让大脑得以休息,呼吸停止就无法供氧,也就无法很好地消除大脑的疲劳。经常处于无呼吸状态的话,还会增加心脏的负担,引起血压上升、脑血管收缩和压力荷尔蒙的分泌,从而诱发心脏病、脑梗、糖尿病等疾病恶化。

周期性肢体运动障碍

是否有过这样的经历?迷迷糊糊中快要睡着时,脚突然不自主地抽了一下,醒了过来。

这种四肢的不自主运动(与自己的意志无关的运动),整晚地周期性出现并影响睡眠,就是周期性四肢运动障碍。运动神经协调不佳引起不自主的反射,身体一动,信号反馈到大脑,就会觉醒。睡眠时,大脑对身体的控制减弱,放松状态下也容易诱发反射。

这种症状多发于缺铁性贫血、肾功能低下的人群,需要治疗相关疾病,服用治疗不自主运动的药物。

不宁腿综合征

症状特点是,睡在床上,脚痒得难受,无法安静地躺着不动,也无法睡着。除了这种不适感以外,还感到全身好像爬满了虫,身体内部感到瘙痒等异常感觉。

起床走上几步,动动腿后,症状会有所缓解,但有些人则是在夜间觉醒时出现此症状,之后就再也无法入睡。此症状经常和周期性四肢运动障碍一起发作,由同一种疾病导致。

"睡眠障碍"的多种表现

睡眠障碍并不仅仅表现为"失眠(睡不着)"。还有过度睡眠(日间嗜睡、睡眠过长)、睡眠时有异常行为等等多种症状表现。以下是具有代表性的睡眠障碍。

睡眠时相延迟综合征

生物钟的"准备睡眠"这一身体机能发生紊乱,变成了极端的夜猫子,无法再回到理想的入睡时间。通常到了入睡时间,随着体温慢慢下降会变得困乏想睡,但是由于身体的这一机能不到半夜不开始运作,即使早早上床也无法入睡。

不过,一旦入睡就进入正常睡眠,睡至次日中午。

虽然早上起不了床经常会迟到,但并不是在性格上、精神上有什么问题,需要恰当的诊断。治疗方法通常有:光线疗法,沐浴早上的阳光来调节生物钟;褪黑素疗法,通过服用褪黑素,加快生物钟,提早睡眠开始时间。

非24小时睡眠觉醒综合征

症状特点是,入睡时间会逐日推迟。

根据人体生物钟的内在节律周期,1天要比24小时长。如果处于和外界没有联系的环境中又没有钟表计时的话,会按照1天24.5小时的节律来生活,逐渐延迟。

这种节律表现在日常生活中,就是每天的睡眠开始时间都会后移30分钟到1小时。身体任何部位都没有问题,只是生物钟逐日推迟。

沐浴早上的阳光,可以重置(调节延迟)生物钟,所以,一般认为隔音遮光性能良好的现代住宅环境是一大原因,也具有现代病的要素。当入睡时间正好回到理想的节律时,开始治疗,治疗方法有:沐浴早上的强烈阳光、人工强光的高强度光照治疗(见70页)、服用褪黑素等等。

睡行症·睡惊症（夜惊）

儿童在小儿期（6～12岁）时易发，也就是一般说的"睡迷糊了"。

处于深睡期时，翻身引发身体在大脑没有完全觉醒的状态下开始活动，意识模糊中向前弯着身子走来走去，有各种各样的行为表现。虽然睁着眼睛，也很难会被周围人唤醒，大脑的人为意识部分并没有在运作，而动物本能部分却在运作，可以自然地避开危险。

白天的某些压力会诱发这一症状，不必大动干戈地应对，有时安排宽松的作息时间，就会自然治愈。

快速眼动睡眠时行为障碍

即使做了噩梦，通常也不会采取任何实际的行动。但是有此障碍的话，会把在快速眼动睡眠时经历的梦境直接表现为具体的动作，可以看做是成人版的"睡迷糊了"。

快速眼动睡眠／非快速眼动睡眠的周期中，在处于快速眼动睡眠的20分钟内，虽在睡眠状态中却会起身，作出扔东西、赶东西等动作。和儿童版的"睡迷糊了"不同的是，身体若被用力摇晃或拍打的话，相对来说会很快觉醒。其特征是，睡得即使再迷糊，醒来后仍清晰记得梦的内容。

此障碍发作时，由于是闭着眼睛行动，跌倒碰撞容易引起受伤，特别是老年人容易导致骨折，为了预防发生，可以服用抑制运动神经的药物进行治疗。同时，需要周围人的理解和注意。

嗜睡症·发作性睡病

日间,突发性地嗜睡。一般认为原因并不是由于睡眠不足或者睡眠质量有问题,而是大脑系统出现了不协调,无法正常地维持睡眠和觉醒的切换。

这种嗜睡感一旦袭来,强烈到不可抗拒,即使在谈话中也会突然睡着。但是和睡眠呼吸暂停综合征不同的是,只要睡上10～20分钟就会清醒过来。最典型的症状是,情绪亢奋导致肌肉张力丧失(猝倒症),大笑或者受惊时突然四肢无力,头部低垂,膝盖无力而跌倒。

治疗时,针对症状可以采取午睡片刻,以及服用刺激精神的药物来抑制日间嗜睡。

除了发作性睡病,还有特发性嗜睡症。其主要特征是短时间的午睡无法缓解睡意,整天处于想睡的状态,目前还不知其原因为何。这种症状很容易在社会生活中引起误会,必须找专业的医生,耐心长久地加以治疗。

Part 3

更好的方法带来更好的睡眠

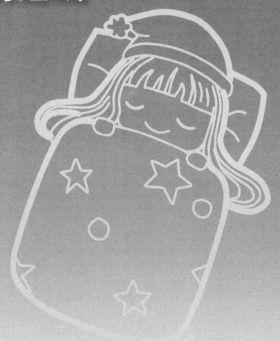

意外的不为人知的睡眠知识

阅读那些帮助你获得更好睡眠的建议之前，先测试一下你似懂非懂的睡眠常识吧。

常听说，要想睡得好，可以重新布置房间，或者在睡前做些运动，那么，这究竟对么？对于以下5个描述，请用〇或者×来回答你是否认为其正确。

Q1 重新布置房间等可以改善心情，从而改善失眠症状

Q2 睡前做些剧烈运动，身体会很疲乏，就能睡得熟了

Q3 多晒阳光，可以预防失眠

Q4 睡眠时体温下降，所以不太会出汗

Q5 为了更好地入睡，要比平时更早地上床关灯

正确答案和说明

Q1……〇

为了获得良好睡眠，室内环境非常重要。即使只是稍稍改变房间布置变换一下心情，也能变得心绪宁静，容易

入睡。

Q2……×

剧烈的运动会让交感神经兴奋,效果适得其反。建议尝试些有助于入睡、具有放松效果的伸展运动。

Q3……○

阳光可以强化人体生物钟的机能。日间多晒太阳的话,晚间可以分泌更多的睡眠荷尔蒙,也就是褪黑素。

Q4……×

睡眠时,为了降低体内温度维持休息状态,会通过出汗来散发身体的热度。通常,每晚的出汗量约为1玻璃杯左右。

Q5……×

越是有意识地想要睡着越是会无法入睡,所以说,提早进入睡眠准备往往会和预期相反。

如何能获得更好的睡眠?

创造有助于睡眠的环境

卧室

想要获得舒适的睡眠?先重新检查一下你的卧室环境吧。

一天中有1/4到1/3的时间会在卧室里度过。也就是说,比起在客厅休息的时间,每天有更多的时间是在卧室里度过的。太吵太亮,都会导致睡不着;太冷太热,也会妨碍睡得好。

"卧室么,不过是用来睡觉的房间而已",千万可不能这么想。按照以下几条建议,重新考虑卧室的布置和房间整体的氛围吧。舒适的室内环境可以大大地提高睡眠质量。

1)声音

夜晚没有那么多生活气息也没有了那么多的声响,稍微有些响动就可能睡不好。

在自己家里,家人之间要互相体谅;要想防止来自室外的噪声,可以采取些隔音措施,比如装两重门、隔离窗、厚窗帘等。

2）光线

一般认为睡眠时卧室的光照度最好保持在20 ~ 30勒克斯
（lux）。

这样的光照度正好是朦胧可见物的程度。但是，有些人不
开着灯就睡不着，也有些人不漆黑一片就睡不着。普通的卧室
照明程度的光亮不会成为失眠的原因，只要选择自己觉得最能
帮助自己入睡的光照度即可。

准备入睡时，关掉房间里所有的照明，使用可调节明暗的
台灯或者脚灯，可以助你找到适合自己睡眠的光照度。

3）温度·湿度

最好选择自己觉得舒适的温度和湿度，没有必要拘泥于具
体的数字。

使用空调调节温度时，冷气最好保持在25 ~ 28℃、暖气最
好是18 ~ 22℃。如果冬天一直开着暖气的话，房间里的空气
会很干燥，需要使用保湿器来调节湿度。

4）氛围

卧室是用来睡眠的房间，装修风格最好是那种可以让人平
静有助睡眠的感觉。选择自己喜欢的颜色是最重要的，所以说，

并没有什么万人适用的推荐色。

床上用品

　　盖被柔软轻巧,垫被硬度适中,枕头高度适宜,这些都是好的床上用品必须具备的条件。床上用品的质地和手感也是决定你能否睡得香的主要因素,按照自己的喜好来选择床上用品吧。

　　理想的"被窝气候(被窝里的环境)"应该是温度33℃、湿度50%左右,一年中无论夏冬都保持在这一水平。也就是说,夏天要凉爽、冬天要暖和,床上用品必须按季节来配置。

　　但是,一般不太会有人因为床上用品的缘故而睡不着。不要太过于神经质了,这才是最重要的。

1)被子

　　垫被需要有合适的硬度来支撑头部、肩部和腰部。太软的话,会使整个身体塌陷下去,不仅睡眠时觉得压抑,而且身体下陷的部分还会承受压力,导致腰疼肩酸。反之,太硬的话,毛细血管又会受到压迫,翻身不便的话,也会妨碍你睡得香甜。

　　盖被直接接触身体,最好选择易于吸汗、保温性能好的。羊毛和羽绒等天然质地,轻巧又不妨碍翻身,对那些喜欢这种质地的人而言,是最佳选择。

2）枕头

目前市面上的枕头，质地和形状都各式各样，每个人的体型和喜好不同，什么样的枕头最适合，也因人而异。选择适合自己体型和喜好的枕头即可。枕头不会是引起失眠的原因。

原则上，选择枕头首先要考虑是否适合自己的身体。为了保护颈椎，理想的枕头的高度和形状，应该是能让颈椎保持自然的弧度。要是枕头与肩部至头部的弧度不匹配的话，会对颈椎造成负担。

选枕头的时候，关键是"高度"。要检验现在用的枕头是否合适，方法很简单，把头放在枕头上，检查肩部下方的空隙、颈部肌肉的伸展和脊柱到头部的线条是否都舒服，赶快来测一下吧。

睡前准备，什么该做，什么不该做呢？

日间让脑力和体力都得到充分发挥的话，晚间自然也会睡得香甜。好好吃顿早饭和午饭，可以确保脑力和体力工作所需的能量。很多人会把一天三餐的重点放在晚饭上，而忽略早中两餐。

晚饭吃太晚的话，还没有充分消化就要上床睡觉了，胃肠为了消化食物而蠕动，这会妨碍睡眠。食物消化需要2小时，所以，睡前2小时不要再进食。

但是，肚子有饥饿感的话，也会睡不着。这时可吃少许、不会对胃造成负担的小零食。

要想睡得好，睡前1～2小时让大脑放松很重要。尽量避免那些费脑力的学习工作，可以看看电视，听听喜欢的音乐，阅读轻松的杂志，做些喜欢的事。

为自己安排些"入睡仪式"，这样可以帮助身体和大脑容易切换至睡眠模式，千万不要想"到了这个点就必须睡"之类的。

如果还是睡不着的话，不要勉强自己入睡。"必须睡"这种焦虑会让你的神经兴奋，反而更加睡不着。如果过了30分钟还是睡不着的话，可以起床改变一下心情。看一会电视放松一下，自然就会想要睡了。

放松方式多种多样

- 温水泡澡——睡前泡个温水澡，会帮助身心放松。
- 电视、广播、音乐——建议听些有助睡眠的音乐，看一些有助身心平静的节目。
- 热牛奶——缓和饥饿感，暖和身体，有助于舒适的睡眠。
- 花草茶——花草茶不含咖啡因，而且香味也有放松效果。

睡前不宜事项

- 明明还无睡意，却上床努力想要入睡。

- 热水泡澡——水温在42 ～ 43℃以上的话,泡澡后人会更清醒,疲劳也无法得以消除。

- 摄入含咖啡因的饮料——咖啡因的提神作用会持续4 ～ 5小时,而且还有利尿作用,会增加睡眠时的小便的次数。

- 食物——睡前吃得太多,不利消化也不利睡眠。

- 睡前饮酒——即使依靠酒精抑制大脑机能睡着了,2 ～ 3小时后又会醒来。

- 抽烟——尼古丁也有提神作用,睡前1小时抽烟的话,会导致入睡困难。

起床时的注意事项

人体内部的"生物钟"控制着睡眠的节律。随着眼睛感受到阳光,生物钟会认知早晨的到来,开始一天的运作。日间会让身体处于适合活动的状态,夜间处于可感知睡意的状态,日间和夜间的节奏分明。

因此,早晨一醒来,首先要拉开窗帘感受阳光,重置一天的生物钟。即使是休息天,也尽量要与平时同一时刻起床,努力让生物钟的节律不出现偏差。

另外,早饭会帮助身体和大脑苏醒,早饭吃得好,才能保证工作效率高。早起才能早睡,每天要在同一时间起床很重要。

睡前先来放松下吧

身心的安宁是获得舒适睡眠的捷径

心事和压力产生的紧张感一直持续导致无法熟睡的话,消除身体的紧张也可以获得心灵的解放,从而帮助消除失眠。

当然,心事和压力因人而异,这并不是对谁都即刻见效的方法。身心即使只是暂时获得宁静,但也能帮助你自然地入睡。

在这里,介绍一些帮助你睡前放松的方法。

忍耐和努力都无益睡眠,甚至适得其反。让你觉得最舒服的,就是最适合你的睡眠法。

放松方法 1——自律训练法

由德国的精神科医生舒尔茨博士于1923年初创,是具有代表性的有效帮助身心获得放松的训练法。最初用于治疗心理疾病引起的身体疾患和精神障碍,之后因为有缓和压力和紧张的效果,可以增进健康,所以得到了广泛的利用。

这个方法简而言之就是"放松身体,缓解情绪"。身体各个部位逐渐脱力,有意识地让身体重新处于放松状态下,进而期待由此产生的对精神层面的影响。

身心想要放松,首先需要舒缓肌肉,手足开始觉得变得沉重。随着肌肉放松,血液流动变好,脚部皮肤温度上升,感到人很暖和。通过这一连串的动作,再加上"手脚沉重"、"脚底暖和"等自我暗示,真正地感受到身心的放松。

这个训练法的标准步骤已公式化,每个人都很容易在家里自行训练。想要知道更详细的方法,可以参考相关录像和书籍;想要正式学习的话,建议前往专业机构在医生或者训练师的指导下学习。

自律训练法

● 姿势

▶ 最好是能让身体全身肌肉放松的姿势。

▶ 舒服地坐在椅子里,或者躺在被褥上。

● 步骤

▶ 第1步到第6步为完整的1套练习。不熟练时,可以阶段性练习,比如,一开始只练第0步到第3步。

▶ 每1步""里的是要对自己说的话,也就是自我暗示。

▶ 每1步约需20～30秒。

▶ 作为"入睡仪式",每天入睡前都做1遍的话,最为理想。

　　第0步　安静练习——"现在的心情很宁静"。

　　第1步　四肢重感练习——"两手两脚都好重"。

　　第2步　四肢温感练习——"两手两脚都好暖和"。

　　第3步　心脏调整练习——"心脏正安静有规律地跳动"。

　　第4步　呼吸调整练习——"呼吸舒畅"。

　　第5步　腹部温感练习——"腹部很暖和"。

　　第6步　额部凉感练习——"额头很凉快"。

● 破解动作

　　在训练过程中,会出现头晕、无力等特有的生理变化和意识状态,因此训练结束后必须破解暗示。

　　方法——两手合拢→两肘屈伸→伸懒腰→深呼吸。

放松方法 2——伸展运动

　　入睡前,躺在被褥上做些简单的伸展运动,不仅可以消除肌肉紧张,还可以强化副交感神经,为入睡做准备。慢性的运动不足也会增大压力,导致失眠。

适度的运动可以消除压力,振作精神。养成良好的运动习惯吧。

伸展运动

● 注意事项

▶ 动作舒缓,不要用力过猛。

▶ 每个动作持续10 ~ 15秒,重复3次。

▶ 身体不舒服时,不要勉强。

▶ 尽量每天坚持。

● 步骤

　① 仰躺在床上,抬起双手双腿,放松手腕和脚踝,缓慢地甩动肌肉。

　② 抱住双膝尽量往胸前靠拢,同时拉伸后背的腰部至臀部的肌肉。

　③ 竖起双膝,先慢慢倒向左侧,复原后再慢慢倒向右侧 (双手张开,尽量让肩部不离开床)。

　④ 趴在床上,竖起手腕,撑起上身,身体尽量向后呈弓状,下巴不要抬起,注意收缩腹部肌肉。

　⑤ 手向前伸,渐渐提起臀部,舒展腰部以上的后背肌肉。

　⑥ 手放在腹部,放松整个身体,深深地腹式呼吸。

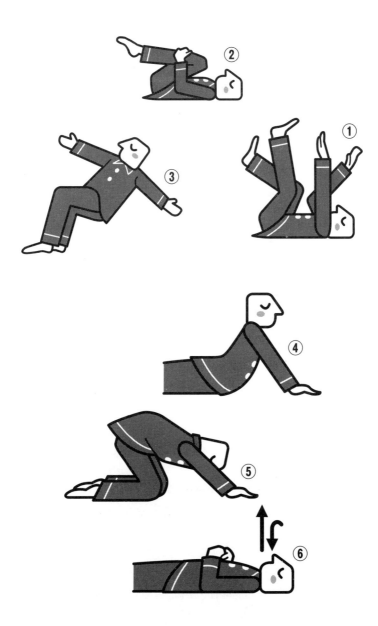

放松方法3——肌肉松弛法

压力和心事,会在无意识中让身体变得紧张。通过这个方法可以让紧张的身体有意识地放松,从而让精神也恢复到放松的状态。

通过感受肌肉紧张时和放松时的差异,以期达到通过自己的意志让肌肉放松的目的。

最重要的是,安坐在椅子上,心情一定要放松。熟练之前,最好找人一起陪练。

肌肉松弛法

● 步骤

▶ 按顺序,每紧张10秒后,完全放松20秒(松弛)。

● 顺序

第1步 双手——双手伸直置于膝盖上,紧握拳10秒后,放开,放松20秒。

第2步 上臂——肘部弯曲,握拳与肩平,感受紧张和放松。

第3步 背部——弯曲肘部,握拳与肩平,以肩胛骨为中心,感受紧张和放松。

第4步 肩部——用力耸起双肩,紧张;放下肩膀,放松。

第5步 颈部——弯向右边,紧张,复位后,放松。再弯向左边,重复紧张和放松。

第6步　脸部——撅起嘴巴,脸部往中心聚拢,紧张,张开嘴巴,放松。

第7步　腹部——手放在腹部,腹部用力,紧张,腹部放松。

第8步　脚部——脚尖绷直,脚背肌肉紧张,放松。脚尖向上,脚底肌肉紧张,放松。

第9步　全身——step1～8的身体部位同时紧张,放松。

放松方法4——治愈系音乐

悦耳的音乐可以放松身心,振作精神,对帮助入睡也极为有效。

原则就是选自己喜欢的曲子。只有自己听着觉得舒服的音乐,才能获得放松的效果。

你是否听说过α(阿尔法)波?经常会看到市面上有卖"α波音乐"或者"治愈系音乐"的CD,但并不是所有的音乐都会发出α波。

α波是大脑释放的一种脑电波。通常,大脑紧张时,释放β(贝塔)波,放松时,释放α波。也就是说,可以营造让大脑释放α波环境的音乐,被称为"α波音乐"。

入睡前,闭上眼睛,沉静在"α波音乐"或者"治愈系音乐"里,是很有效的放松方法。但什么曲目合适,也因人而异,放松效果再佳,听自己不喜欢的曲子反而是种折磨。

放松方法 5——香氛疗法

香味可以帮助精神放松,对安眠也很有效。

每个人喜欢的香味各异,购买时,自己要先闻一下,选择自己觉得最能放松的香味。

香氛疗法,会使用"精油"(植物提取的芳香挥发性物质)。最简单的方法就是,将滴有精油的面巾纸或者手帕放在枕边。宜人的香味会提高放松的效果。也可以在泡澡时,滴几滴在热水里,享受香氛浴;市面上还有专门的香氛灯,香氛疗法的形式多样。

觉得使用精油麻烦的人,可以使用香氛蜡烛,感受朦胧烛光里弥散着的淡淡香味。

有安眠作用的香味

● 薰衣草——甜甜的香味,让人放松,可以舒缓紧张的神经和不安的情绪,具有安眠的效果。有心事或者担忧、睡不着的时候,推荐使用此香味。

● 母菊——苹果似的香味,让人放松,可以缓解不安、愤怒、紧张的情绪,镇定心神,亦能缓解失眠。

● 橙花——柑橘花中提取的香味,也经常用于香水。减轻忧郁的情绪和压力的状态,以获得平和宁静的幸福感。

● 天竺葵——玫瑰似甜甜的香味,适合女性。可以缓解不安、忧郁的状态，重拾心灵的平衡。

- 马乔莲——有提神作用的香草基调的香味，适合男性。可以镇定心神，减轻压力。
- 柑橘——像剥橘子皮时空气里散发着的那股清爽的香味，可以缓和紧张的情绪，让人感到幸福。化解失落的情绪，重新振作精神。

Part 4

适合你的安睡法

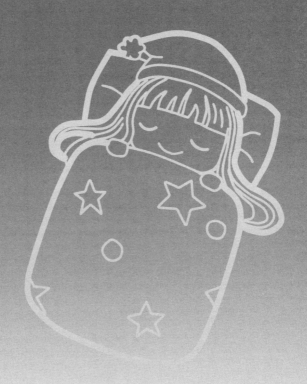

适合商业人士的安睡法

商业人士所处的工作环境和面临的睡眠障碍

长期的经济低迷、裁员和人事调动、工作地点的改变、成果至上主义的实施……商业人士所处的工作环境日益严峻。压力、纠结，环境的变化，会让抑郁和担忧愈发严重，导致失眠。

而且，现代社会是24小时全天候社会。大城市为首的不夜城的出现，便利店的繁荣象征着现代人所处的时代越来越昼夜不分。在高度信息化的社会，是否可以实时获得世界各地的信息是成功的关键。

在24小时社会，商业人士的工作时间会持续到深夜，轮班制的工作方式也造成了睡眠环境的恶化。随着各个领域的国际化，海外出差频繁会出现时差，也是导致睡眠节律混乱的一个重要原因。

商业人士如何才能远离失眠的陷阱呢？下面通过实例的介绍来说明具体的对策。

睡眠不足引发的惨事

失眠导致白天嗜睡，注意力、记忆力、思考力都随之下降。

思想不集中、作业能力低下的话，会降低工作学习的效果，容易引发驾驶中或者作业中的事故，事实上，失眠症患者造成的交通事故是没有失眠症状人的约2倍。

1979年发生的美国三里岛核事故，就是由于极度缺乏睡眠的员工判断失误而引发的惨事。

1986年1月28日，载有7名宇航员的挑战者号，在发射73秒后固体燃料火箭出现异常引起爆炸，7名宇航员全部牺牲。事故原因是用于外部燃料箱和固体燃料火箭链接部的O形环出现了故障。

之后的调查发现，O形环制造商和NASA的员工，在发射前的睡眠时间都平均只有6小时，负责发射的责任人的睡眠时间只有几小时，都处于极度睡眠不足的状态。

所以说，导致挑战者号爆炸的根本原因，比起O形环的缺陷，更严重的是处于不眠不休工作状态下的员工，注意力涣散，未能及时发现零部件的故障。

同年，苏联切尔诺贝利核电站事故，发生在管理人员交接班后不久，也被认为是由于睡眠不足引起的操作失误。

商务人士常见的睡眠障碍

商务人士特有的睡眠障碍多由时差、轮班制等生理学上的因素，压力和生活上的担忧等心理学上的因素，个人嗜好(酒精、咖啡因、尼古丁）等药理学上的因素而引起。特别是中老年男性中常见的睡眠呼吸暂停综合征尤其需要注意。

以下详细介绍商务人士常见的具有代表性的睡眠障碍。

昼夜节律失调性睡眠障碍

人体的构造适于白天活动、夜晚睡眠的自然节律。体内生物钟会决定身体的睡眠时间段。

但是，现代商务人士中，有很多工作时间不规则的人，夜间工作，或者昼夜活动不规律等，处于这样工作环境中的人数还在不断增加。由此引发生物钟的紊乱，或者即使生物钟正常，也和自己想睡觉的时间不一致，在不适宜睡眠的时候，睡意突然袭来。这就是昼夜节律失调性睡眠障碍。

常见的昼夜节律失调性睡眠障碍，主要有以下几种。

睡眠时相延迟综合征

无法在理想的时间段入睡、觉醒，逐渐地出现睡眠时间段延迟的症状。即使早早上床，依然睡不着，到了清晨终于入睡，睡醒已是中午，这样的症状一直持续出现。

此病的患者并不懒惰，即使开了几个闹钟，即使被家人叫醒，依然无法起床。勉强起床后，整个上午也会感到无比困乏，注意力低下，疲倦无力，对社会生活带来影响。但是，一到下午，这些症状就完全消失了。

如果有以下这些症状，就可能患了此综合征。

▶无法在理想的时间入睡和觉醒。

▶睡眠时间段比理想的时间要晚2个小时以上，至少已持续
1个月以上。

▶只要时间上没有限制，睡眠的质量和持续时间都正常，也能
自然醒来。

这种症状即使服用安眠药也不太会有很大的改善，治疗时
需要直接调节生物钟。重要的是，有意识地做到每天渐渐早起，
晒晒早上的阳光。即使是休息天，也要先起床晒阳光。入睡时间，
一般在接触阳光的14～16小时后，所以，早起晒太阳很重要。

在傍晚到夜幕降临前，服用褪黑素和促进褪黑素生成的
药，可以加快生物钟的节律，也是很有效的方法。如果能连着几
天休息的话，可以采取时间疗法，每天入睡时间推迟3小时，一
直调整到理想的睡眠时间。

时差变化综合征

就是通常说的倒时差，是生物钟的节律与当地时间磨合的
过程中，出现的失眠、日间嗜睡、身体不适等症状。

时差根据飞行的条件（飞行方向），以及年龄、性格而异。

一般来说，日本人的话，比起往欧洲方向的向西飞行，往美国

方向的向东飞行会带来更严重的症状。这是由于生物钟向前加快(在不想睡的时候要入睡),或者向后推迟(在想睡的时候不能睡,要熬夜)的差别造成的。通常,生物钟后移更容易。也就是说,往美国飞,意味着必须加快生物钟的节律,时差症状也更厉害。

解决时差变化综合征的方法,也根据飞行方向是往美国还是往欧洲而各异。

前往美国西海岸的话,有17小时的时差,抵达当地以后,在晚上12点至次日7点之间睡觉的话,意味着要在日本时间的傍晚5点上床,晚上12点起床。也就是说必须要加快生物钟的节律。

为了适应当地时间,当地早上7点至中午12点之间(日本时间晚上12点到早上5点)要尽量避光,可以戴上墨镜,当地下午1点也就是日本时间早上6点时摘下墨镜,晒太阳。这样可以有效地加快体内生物钟的节律。

如果是去时差为8小时的欧洲,想在当地时间晚上12点入睡,早上7点起床的话,正好是从日本时间的早上8点睡至下午3点起床,必须推迟生物钟的节律。在日本时间的傍晚也就是当地时间10点以后,晒太阳可以帮助更好地适应时差。

短期出差的话,比起适应当地时间,更好的方法是把重要的工作挪到日本时间的白天时段来处理。

倒班工作型睡眠障碍

上夜班或者轮班制的员工中,80%的人自诉有睡眠障碍或者头晕等自律神经症状,恶心、腹泻等消化器官症状。

由于这样的倒班工作型睡眠障碍会造成上班时间瞌睡、全身疲乏、失眠、工作失误、缺乏和家人的交流等弊端。

根据工作的性质,应对的方法也各异。一般来说,2天以内夜班的话,还是维持原来应有的日间活动和夜间睡眠的节律。"白天上班→晚间上班→深夜上班",通过把一天的节律设定得比平时长,来减轻对身体的负担。

深夜上班后,日间睡不着的话,有的人会饮酒,但这也可能引起酒精依赖症,建议不要饮酒。可以找医生咨询后,服用在超短时间内见效的安眠药。

睡眠呼吸暂停综合征

伴随呼吸停止的夜间易醒症状。呼吸暂停导致无法获得深度睡眠,中间易醒,导致睡眠不足,日间嗜睡。

具有代表性的症状有,时断时续的大声打鼾。由于本人觉察不到,没有意识到是一种病状,往往会导致意想不到的事故,如果被家人指出有此症状,需要严加注意。

原因有肥胖、咽喉部的形状异常,中枢神经的疾病等。睡眠呼吸暂停综合征还有可能使高血压、心脏疾病、肥胖症、脑血管疾患恶化。

2003年2月26日,山阳新干线"光"号在冈山站停车时出现了事故,列车自控装置控制列车自动停在了距离正常位置100米处。当时,驾驶员处于无法叫醒的熟睡状态,后来调查得知,在驾驶员如此熟睡状态下,列车以时速270公里运行了约8分钟。

　　事故发生后引起了公愤,舆论认为驾驶员工作态度散漫,或者饮酒导致瞌睡,但之后调查表明,驾驶员患有睡眠呼吸暂停综合征。此综合征稍不注意,就会引发重大事故,但也因此使得此综合征为世人所知。

心理生理性失眠

　　也就是慢性的失眠。有心事或者有声响导致失眠的情况并不少见。但是,此后即使情况得以改善,失眠却依旧,变成慢性长期的症状。简而言之,就是"睡不着,怎么办",越担心越烦恼越睡不着的状态。

　　伴随失眠,白天会出现头疼和疲倦等症状。一心想着只要睡着了这些症状也就没有了,越来越焦虑"一定要睡着"这件事,导致睡不着的状态越来越恶化⋯⋯陷入恶性循环。

【失眠的恶性循环】

　　精神压力、环境因素导致的短期性失眠

➡ 神经质的性格。

➡ 觉得陷入了重大危机。

➡ 过度的担心和恐惧。

➡ 为了不要失眠而刻意努力。

➡ 失眠状态持续。

商务人士失眠消除法

休息天如何作息是关键！

为了消除一周的睡眠不足，很多人周末会睡到中午才起。但是，生物钟的节律是从眼睛看到阳光后重置，再过了14 ～ 16小时后出现睡意，进入自然香甜的睡眠。

睡到中午的话，没有晒到早上的阳光，会使晚上入睡也变晚，结果星期一的起床就变得很痛苦。这样的恶性循环，反而导致更多的睡眠不足。

没有工作的时候，尽量要在平常同一时刻起床，晒晒早上的阳光，重置下生物钟，调整身体的节律很重要。

午睡的建议

很多人都有过午饭后很瞌睡的经历。这是因为按照身体的节律，一到下午身体就会想睡。

根据最近的研究，午饭后到下午3点之间睡上15 ～ 20分钟的话，可以缓解睡意，之后都会精神振作。

但是，如果躺到床上，睡30分钟以上的话，就会陷入深度睡眠，反而无法清爽地醒过来，头脑昏沉，而且，当晚的入睡也会困难。

千万记住，午睡一定要控制在下午3点之前，30分钟以内。

【午睡的窍门】

▶ 不要躺在床上睡。

▶ 趴在桌上小睡一下即可。

▶ 下午3点之前30分钟以内。

饮酒抽烟可以帮助睡眠吗

很多人用"睡前小酌代替安眠药",这是错误的。

酒精多少可以帮助入睡,但是酒精进入人体2～3小时后会分解,所以睡眠中途易醒,睡眠整体变浅。

另外,长期依赖饮酒的话,会越喝越多,反而会成为导致失眠慢性化的原因。另外也会增加肝脏受损和患酒精依赖症的危险。因此,用酒精代替安眠药并不可取。

香烟中所含的尼古丁,在吸烟后确实有镇静心神的效果,但是,这个作用很快就会消失,而其清醒作用却会持续数小时,所以睡前吸烟,反而妨碍夜间的睡眠。

不刻意努力

不要太执着于"睡眠",刻意努力想睡,反而会愈发兴奋,适得其反。在床上睡得太久,超出身体所需睡眠时间的话,反而会出现睡眠变浅、夜间易醒、睡眠质量低下等问题。

每个人所需的睡眠时间不同。不必刻意追求8小时以上睡眠。

健康人的平均睡眠时间是6～7小时。要这样想，"只要真的睡着了，睡再短也是好的"，入睡前可以听听音乐看看书放松身心。

睡不着的时候，先起床，做些可以让自己放松的事，有睡意了再重新上床。夜间醒来也不要去看钟，不要过度地在意"睡眠"。

按需服用安眠药

工作人群会陷入失眠，主要源于工作压力、家庭环境压力、不良生活习惯等。这些因素，只要工作状态继续，就无法完全消除。因此，要是持续出现已经影响日常生活和工作的失眠状态的话，有必要及早就医。

医生会根据患者情况，给予如何改善生活方式的建议以及选择合适的治疗药。现在使用的安眠药都很安全，遵循医嘱，按需服药的话，可以有效地减轻睡眠的烦恼。

很多人对安眠药有顾虑，觉得会产生"依赖"、"会致死"、"会痴呆"。确实，以前使用的"巴比妥类"安眠药有很大的副作用。

但是，现在常用的"苯二氮䓬类"安眠药，和"巴比妥类"安眠药的效果、成分都不一样，不必担心。适当服用安眠药，可能是最为有效的治疗手段。

安眠药的正确服用方法

安眠药所使用的"苯二氮䓬类"，种类各异，根据药效持续时间可分为：超短时间、短时间、中等时间、长时间等4种。根据失眠的种类，医生会按需开药，比如入睡困难可以服用超短时间型；夜间易醒可以服用中等时间型或长时间型；清早觉醒可以服用长时间型。

安眠药的量，也根据失眠的种类和年龄，因人而异，随着疗程的进展有所调整和变化，最重要的就是遵循医嘱服药。不能因为睡不着就擅自加大剂量。

即使觉得已经不服药也能睡得着了，也不能随便停药，要在医生指导下慢慢停药。妨碍睡眠的原因渐渐消失，不经意间发现即使不服药也能睡得香甜了，这才是可以自然停药的好时机。

要把真实的服药情况和失眠症状告知医生，对服药有疑问和顾虑的话，可以向医生咨询，直到自己愿意服药才开始服药也未尝不可（参见104页关于安眠药的详细解说）。

【服药时的注意事项】

▶ 以适度的睡眠时间（6 ～ 7）小时为目标，安排合理的作息时间。

▶ 上床前才服用（不管是否有睡意，在服药后至少30分钟内立即上床）。

▶ 不同时服用其他任何不是医生处方的药物。

▶ 不和酒精一起服用（容易出现副作用）。

▶不随意停药。

【关于副作用】

现在所使用的"苯二氮䓬类"安眠药是安全的,与以往相比,虽然有所缓解,但也可能出现下述副作用。

▶白天的睡意和疲倦。
▶肌肉松弛(特别是老年人容易跌倒,医生会根据个人情况,开肌肉松弛作用小的安眠药)。
▶短暂的记忆障碍(大剂量服药,或和酒精同服用状态下会出现)。
▶突然停药,反而会睡不着。

高强度光照治疗

迄今的研究表明,生物钟调整时,光照起着很重要的作用。也就是说,早上晒太阳,可加快生物钟(比如,让夜晚的睡意来得更早,加快节律),而傍晚到夜间的话,会延迟生物钟(夜间迟迟没有睡意,节律变慢)。

高强度光照治疗,就是利用光对生物钟的作用,让一天的节律变得正常的疗法。主要用于昼夜节律失调性睡眠障碍(见61页)的治疗,具体来说一般是使用2 500勒克斯以上的高强度光,早上照2小时左右。普通的荧光灯等人工光亮(500勒

克斯左右），或者多云的日子在窗边晒到的阳光也有理想的
效果。

时相治疗

用于睡眠时相延迟综合征（见61页）的治疗。每天晚睡几
小时，一直延迟到理想的入睡时间后再固定睡眠时间段。

在家里实施困难的话，可以入院治疗。但很多病例表明即
使能回到正常节律，出院1个月后又会出现睡眠时间段延迟的
症状。这是个问题。

商务人士安睡Q&A

Q 午饭10 ~ 20分钟后，非常困乏，是否说明睡眠不足呢？

每个人到了下午都有嗜睡的时间段，不要刻意忍耐，睡上
10 ~ 15分钟会神清气爽的话，以后每天就稍稍午睡一下。

如果日间的嗜睡持续一整天的话，需要就医。

Q 过了50岁以后，晚上开始打鼾。每天吸烟喝酒，30多岁
时只有55公斤的体重，现在有70公斤。已变成习惯性地打鼾
了么？

打鼾变得厉害，说明气道不畅。酒可以舒缓肌肉的紧张，使
舌头更容易下坠，造成打鼾。肥胖会使颈部和下巴出现肥肉，会

使气道更加不畅。

首先要停止睡前饮酒，努力减轻体重。睡眠时出现呼吸暂停症状的话，可能患有睡眠呼吸暂停综合征（参见64页），请尽快就医。

Q 最近，工作繁忙回家很晚，无法立刻入睡。现在在服用安眠药，随着工作减少，是否可以不服药也睡得着呢？

服用安眠药不必有顾虑。服药后，晚上睡得好白天也精神好的话，就这样继续。

是否停药，要充分根据日常生活的实际状况，听从医生的指导。失眠大都由于压力造成，最重要的是放松心情，减缓压力。回家后到睡意来袭至少需要1个半小时。不要心急。

工作人群安睡10招

1. 充分和舒适的睡眠，可以提高工作的欲望和效率

- 充分舒适的睡眠可以消除疲劳，缓解压力，每天充满活力。
- 如果无法获得充分舒适的睡眠，会增加患高血压、糖尿病、心脏病、脑卒中的风险。
- 无法获得充分舒适的睡眠，会增加患忧郁症等心理疾病的风险。
- 充分舒适的睡眠，可以提高工作效率，降低交通事故、劳

动事故的风险。

2. 睡眠时间长短因人而异。白天是否精力充沛是检验睡眠是否良好的指标

- 每个人都有适合自己的睡眠时间,不必强求8小时睡眠。
- 没有睡意,精力充沛,无论睡眠时间长短,只要日间可以保持这样的状态,说明这就是你的理想睡眠时长。
- 随着年龄增长,所需的睡眠时间变短,睡眠变浅这是正常的。

3. 早上醒来时,体内生物钟重置。安睡的秘诀在于起床时间

- 每天在固定的时间起床,起床后晒太阳可以带来安睡。
- 身体在早上觉醒后,过14 ~ 16小时开始准备入睡。
- 有规律的早饭习惯,可以让消化器官在起床前就活跃起来,帮助早上觉醒。
- 休息天比平时多睡2小时以上的话,会导致晚间入睡不好,会在心情忧郁中迎来周一早晨。

4. 中午,稍稍午睡可以提高下午的工作效率

- 午睡15分钟左右,可以减轻下午的睡意,提高工作效率。

- 午睡必须在下午3点以前，30分钟以内。不要躺在床上午睡。
- 休息天午睡的话，也必须在下午3点前起床。睡得再久的话就会影响晚间的睡眠。

5. 夜间，安睡要靠自己来创造

- 入睡4小时前不再喝咖啡、红茶、绿茶等含咖啡因的饮料，睡前1小时吸烟也会影响入睡和睡眠质量。
- 不能用饮酒代替安眠药。会使睡眠质量下降，饮酒量变大。
- 次日需要早起时，不要刻意地为了早睡而早早上床，这会适得其反，平时入睡时间之前的1～4小时，是难入睡的时间段。
- 傍晚做些适量的运动，会帮助入睡，带来良好睡眠。

6. 入睡前，找到适合自己的放松法

- 入睡前1～2小时的放松可以提升睡眠质量。
- 泡个温水澡，看看书、听听音乐、点点香氛，找到适合自己的放松法。
- 到身体觉得想睡的时候，才去卧室。

7. 卧室适合睡眠的环境最重要

- 只要条件允许，卧室里不做睡眠以外的事。

- 花些功夫在照明、窗帘、门窗上，让卧室的光亮和安静更利于睡眠。

- 注意调节温度和湿度。

8. 睡不着的时候的对应方法，越刻意追求越得不到

- 人不可能依靠意志力入睡。

- 上床30分钟后还是睡不着的话，先下床做些让自己放松的事，等有睡意了再上床。

- 睡眠浅的时候，尝试晚睡早起。缩短在床上的时间，来增加熟睡感。

9. 即使这样还是睡不着的话，请尽快就诊

- 出现睡眠障碍也意味着身体和心理出现问题。

- 打鼾严重、睡眠时呼吸暂停、不宁腿都会妨碍睡眠。

- 连续多日睡不着、没有熟睡感、早上不想起床、睡再久日间也嗜睡等现象持续的话，要就医。

- 现在的安眠药很安全，遵循医嘱服药的话，可以确保舒适的睡眠。

10. 倒班工作，需要好好休息，确保睡眠时间

- 夜班时，调亮工作环境的灯光，减少睡意，提高效率。

- 夜班回家时，戴上墨镜减少阳光的刺激，回家后会容易

入睡。

● 夜班结束后入睡时,家里人尽力配合,确保卧室安静和光亮适宜。

● 调整排班,尽量确保睡眠时间。

适合女性的安睡法

女性荷尔蒙和睡眠的关系

一般认为女性出现失眠或者睡眠障碍，与女性荷尔蒙有关。

女性荷尔蒙到了青春期分泌突然增多，20～39岁迎来高峰，40岁以后随着卵巢退化卵泡荷尔蒙（雌激素）的分泌开始减少。在月经周期和怀孕、分娩等女性特有的生理阶段，女性荷尔蒙的分泌量会出现明显的变化。

女性荷尔蒙具有周期性的变化。与男性相比，随着年龄变化，睡眠更容易出现问题。伴随月经、怀孕分娩和更年期出现的睡眠障碍，是女性独有的。

月经与睡眠

女性的性周期，由卵泡荷尔蒙（雌激素）和黄体荷尔蒙（黄体酮）这2个女性荷尔蒙所控制。这些荷尔蒙，对抑制或促进睡意的睡眠中枢有着极大的影响。

其中，排卵～月经之前，随着黄体酮的分泌，夜间身体内部体温下降困难，睡眠质量低下。月经前，睡眠时间即使没有变化，深度睡眠也会减少，浅睡眠持续。黄体酮又会引发日间的嗜睡。月经前，很多女性都会出现日间嗜睡、失眠、头疼、烦躁、身心不适的症状，这都是由女性荷尔蒙的变化所引起的。

但是，这些都是短暂的症状，随着月经的开始，或者月经开始2～3天后就会消失。不是疾病，不必过度紧张，心情放松即可。

更年期和睡眠障碍

很多女性在45岁以后55岁之前会停经。停经后，女性荷尔蒙之一的卵泡荷尔蒙（雌激素）的分泌减少，会带来身心的各种不适。停经前后的这十年称作更年期。

进入更年期后，身体发热、容易头晕目眩、肩疼，出现众多俗称更年期障碍的身心不适的症状（不是什么特定的疾病，就是觉得身体不舒服）。

因更年期障碍而烦恼的女性在出现发热、头晕、出虚汗等症状的同时，经常会出现入睡困难（难以入睡）、夜间易醒（半夜醒来）等与睡眠有关的症状。

这些睡眠障碍和发热头晕之间的关系虽然还不明了，但是经常会互相作用，同时恶化，并形成恶性循环。

更年期障碍也只是短期性的，不会持续一生。症状严重的话，需要就医，有荷尔蒙补充疗法等治疗方法。如果长期失眠，也需要服用安眠药。

女性的生活方式和睡眠

1998年由健康·体力事业财团实施的睡眠调查结果表明，日本人失眠的比例为：男性17.3%，女性21.5%，失眠的女性更多。工作、育儿、家务、看护等，承担着社会家庭中各种角色的现代女性，睡眠的烦恼也随生活方式的改变而增加。

中老年女性和同龄男性相比，睡眠时间更短。日本人按年龄来看，20～39岁的睡眠时间平均为6个半小时，男女间没有差异；到了40～69岁，女性要比男性短30～60分钟。另外，40～49岁的女性与20～39岁的女性相比，平均要少睡30分钟左右。

根据家庭成员的需求安排作息的家庭主妇，就像24小时便利店一样从早上工作到深夜。中老年女性睡眠时间短看似无法避免；处于育儿期的女性，也因为夜间哺乳，或者婴儿啼哭容易睡眠不足，也貌似难以避免。

无法获得充分的睡眠，疲劳越积越多的时候，短时间的午睡非常有效。但是，午睡太久的话，会适得其反，头脑昏昏沉沉，晚上入睡困难。午睡时间一定要短，控制在下午3点之前，小睡20～30分钟。

女性失眠消除法

在生物钟的控制下，身体处于适合"日出而作，日落而息"

的状态。随着眼睛确认阳光，生物钟开启一天的节律，安排身体在合适的时间做合适的事情。

在办公室里工作的女性和在家里做家务的主妇，很少有机会晒到外面的阳光。更加需要在外出购物和散步时（特别是上午）好好晒晒早上的太阳，让身心都能感受到昼夜的区别，夜间才能睡得好。

入睡之前花些功夫准备，通过手脚等身体表皮散热来降低体内温度，使身体进入适眠的状态。手脚冰凉的话，无法散热，身体就无法进入休息状态，会睡不着。如何保证手脚不会冰冷很重要。温水足浴，非常有效。

更年期易发的发热头晕，是导致入睡困难的主要原因。有这种困扰的话，可以选用冰枕等帮助头部冷却以便入睡。

女性安睡Q&A

Q 月经前一直会入睡困难，次日很困乏。月经前是否服用安眠药比较好？

健康女性，都会经历由于月经引起的入睡困难。月经前的高体温期，黄体荷尔蒙分泌，导致身体内部温度难以下降。

保持指尖、趾尖暖和，让体内温度容易散发，或者晚些上床都是不错的方法。

可以尝试早上醒来时充分沐浴阳光，让月经前的睡眠时间变短等方法。实在难受的话,可以就医,正确地服药也是一种有效的方法。

Q 可能由于是怕冷体质,夜里钻在被窝里,依然手足冰冷,难以入睡。有什么好方法吗?

怕冷体质导致睡不着时,可以温暖手脚,舒张血管。建议选用吸汗性好的袜子或手套,以及泡脚(脚踝部以下浸在热水里)。

睡前做些轻微的运动,揉搓手脚等按摩也是好方法。或用电热毯等加热被褥,但是一直开着电热毯的话,反而会影响睡眠。建议上床前加热,上床后关掉电热毯。

适合儿童的安睡法

你的孩子是否睡眠不足呢

刚出生的婴儿，并没有完整地睡上很长一段时间，而是昼夜不分，重复着短时间的睡眠和苏醒。那是因为生物钟的作用还不发达，无法创造出以1天为单位的睡眠和觉醒的节律。到了生物钟可以明显地区别昼夜的1岁左右，就变成了1～2次的午睡和夜间长时间的睡眠，到了上小学的年纪，就可以不午睡了。

进入小学高年级和初中，很多人认为已经不是小孩子了，睡眠时间短一些也无所谓。但根据以往的研究发现，在第二性征完成前后，身体依然需要同等程度的睡眠，而且发现随着第二性征的形成，生理上的睡意会更强烈。

第二性征是指随着性发育引起的身体的变化。男孩子的肩膀变宽、变声，女孩子的乳房变大、初潮等身体特征开始明显。虽然因人而异，一般在10～15岁间出现这些身体变化，这就是青春期。健康的孩子，15岁之前，每天需要睡7.5～8个小时。

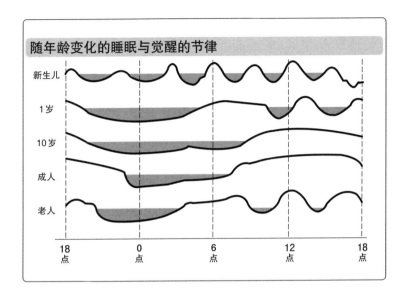

但实际情况是,青春期的孩子们往往会说"我才睡了几小时",会骄傲地表示自己睡得少,甚至会比谁睡得更少。他们一心想要模仿大人,但他们的身体依然像孩子般需要睡眠,这样上课时打瞌睡也就难免了。

睡眠的周期虽然和成人一样,但是青春期非常嗜睡,需要和低年级时同等的睡眠时间,希望家长和孩子对此都要有充分认识。随着年龄的变化,睡眠和觉醒的节律也有所变化。

睡得越来越晚的孩子们

随着24小时营业的便利店的增加,百货商店超市的营业时间不断延长,社会活动时间越来越长。再加上母亲外出工作,家庭生活的时间也越来越后移。

孩子们也养成了熬夜的坏习惯,长大以后,即使想早睡也睡不着,为此而烦恼的年轻人不在少数。复习迎考到很晚,暑假看电视到深夜,这种夜猫子生活与睡眠障碍有极大的关联。越偏向夜猫子型生活,越容易上学、工作迟到,对社会生活带来影响。

青少年中,过着夜猫子型生活的人越来越多。在考虑睡眠障碍之前,先要看是否睡眠充分。

学生时代,确实会有为复习迎考而通宵学习的时候。年轻时,对自己体力有自信,为了确保学习时间而削减睡眠时间的心情可以理解。但是调查发现,通宵后,即使是简单的计算问题,正确率也会下降,从学习效率这个角度来看,反而导致日间思考力、记忆力低下,效果适得其反。

磨蹭到太晚睡,会引发孩子们慢性的睡眠不足,对身体和精神的健全带来坏影响。即使是还没上幼儿园的孩子,也要养成早睡早起的好习惯。父母都外出工作,孩子们很少有和父母接触的时间。因此,现在有人提议,推迟学校上学时间,既增加父母与家人的接触,又减少睡眠不足。

儿童应该注意的睡眠障碍

处于非快速眼动睡眠(参见第8页)时,会分泌各种成长荷尔蒙,白天摄入的营养合成为身体所需的形式,提高免疫能力。自古就有"睡得好长得好"这句话,指出了睡眠的重要,这是因为在熟睡期间,大脑和身体都在忙着进行孩子成长所必需的活动。

以下是常见的儿童睡眠障碍。

睡眠时相延迟综合征

应该入睡的时候却睡不着,入睡时间比想睡时间要晚的状态持续1个月以上的话,可以诊断为此综合征。

此征多发于青春期到青年期的人群,大都因熬夜而起,导致管理睡眠节奏的生物钟随之紊乱。仅依靠当事人的努力和改变生活作息,无法恢复正常的睡眠节律,需要专业医生的治疗。可采取高强度光照治疗(参见70页)和时相治疗(参见71页)。

睡眠呼吸暂停综合征

睡眠时,出现短时间无呼吸状态,一晚上发生几次的话,就无法进入深睡眠期。多发于中老年男性,也有儿童出现此症。

鼾声很响的话,可能是扁桃体肥大。睡眠不充分,会导致成长荷尔蒙的分泌降低,免疫机能低下,容易感冒等。睡觉时本人没有自觉,家人要多注意观察。

发作性睡病

这是一种不应该睡觉的时候突然睡魔来袭,真的睡着的病。考试时，面试时，甚至约会时，都会发作。强烈到不同寻常的睡意，根本无法靠自己的意志抵抗。升入初中后容易出现此症状。

此病症的特点是，大笑或吃惊时，会突然出现瞬间或者连续几分钟，全身或者身体部分脱力（猝倒症）的情况。另外，入睡不久会做和现实无法区分的梦，出现全身不能动弹（鬼压身）的症状。

服药后可治愈，如果孩子出现这样症状的话，需要就医。

儿童失眠消除法

人的身体构造适合日间运动、夜间休息。遵循身体内在生物钟的节律，生活状态会很舒适。

但是，经常可以看到很多青少年流连在深夜的便利店里。通宵营业的店内照明强度达到1 000勒克斯，在店里呆得太久，会导致生物钟紊乱。但是，只呆了一小会的话，不必担心。

青少年夜不归宿，主要是家教问题。初中生高中生都希望有自己的世界，父母介入的机会也越来越少，这是在所难免的。但是，初中低年级时，父母要多注意孩子的生活习惯，保证他们养成良好的作息时间，只有夜间充分的睡眠才能保障日间的活动。

研究表明，大脑和身体成长所必需的一些活动要在睡眠中才能实现，儿童和青少年更加需要充分的睡眠。青少年的睡眠周期虽然和成人一样，但青少年的睡意更强烈，也需要更多的睡眠。

15岁之前一般需要8小时左右的睡眠，但生长发育期的个人差异很大，要找到适合孩子自己的生活节奏。

儿童所必需的生活节律

从眼睛感受到阳光起，生物钟开始意识到早晨已来临，开启一天的节律，14～16小时后进入睡眠准备。因此，早上起床后必须要接触阳光，重置生物钟。要养成习惯，起床后走到窗边拉开窗帘。即使是休息天，也要和平时一样起床（父母也一样），保证生物钟不要紊乱。

为了获得良好的睡眠，白天要充分用脑和活动身体；为了确保一天所需的活力，要靠早饭和中饭提供必要的营养。青春期不吃早饭的儿童越来越多，为了良好的睡眠，也要让孩子养成吃早饭的习惯。

吃晚饭太晚的话，还没有充分消化就要入睡，为消化而蠕动的肠胃会影响睡眠。消化食物需要2个小时，所以在睡前2小时结束进食是最理想的。因为父母回家晚，孩子晚饭也晚的情况不可取，应根据孩子的入睡时间安排晚饭。

晚上太饿，也会很烦躁，不利于睡眠。此时可以喝一些易消化的热牛奶之类,肚子没有空腹感了才能入睡。

儿童安睡Q&A

Q 青春期的孩子,生活昼夜颠倒,怎么办才好呢?

这和时差一样,说明处于睡眠节律被打乱了的状态。

花一个星期,每天把起床时间提早30分钟。沐浴在早上的阳光里,让大脑充分地认识到早晨已经来临。进展顺利的话,再花一周时间,再提早30分钟起床。以周为单位提早起床时间,就能慢慢地调整入睡时间。

如果这种方法尝试无效的话,需要就医。在自己家里无法实施的话,可以住院治疗。

Q 孩子不肯午睡。要强迫他睡么?

有些孩子无法午睡,不可能强迫他午睡。

每隔数小时就要喝奶,昼夜不分一直处于睡眠状态的婴儿,到了1岁左右,白天也只要睡1～2次的午觉,晚上就可以睡上很长一段时间了。

进入幼儿园(托儿所)之前,很多孩子都会睡午觉,但3岁孩子里,有10%～15%完全不要午睡,即使是1岁半的孩子也有完全不需要午睡的。

不要午睡的孩子,一般都起得比较早,白天玩得精神的话,说明睡眠充分。没有必须要午睡的说法。不仅是幼儿期,成人也是,"怎么睡,睡多久"因人而异,只要身体状况良好,就可以认为睡眠没有问题。

适合老年人的安睡法

老年人失眠的特征

年轻时每天睡过头会迟到，现在年纪大了却每天天没亮就起床了。老年人晚上很早就困了，早上很早醒来，夜间也易醒，失眠类型中最常见的就是"清晨早醒"和"夜间易醒"。这是由于生物钟的睡眠时间提前了的缘故。

离开工作岗位后，会发现时间一下子多了出来，白天的活动量减少，也对睡眠有影响。

健康的65岁人士，所需实际睡眠时间约6小时。不再工作以后，躺在床上的时间变长，身体只需要6小时睡眠，却花了8小时在床上，自然就增加了2小时睡不着的时间，也就是失眠。随着白天活动的减少，身体区分昼夜的感知降低，睡眠也随之变浅。

要想晚上睡得好，躺在床上的时间不能超过7小时。晚上没到固定时间不要上床，早上要和工作时一样按时起床。如果很早就睡的话，夜间自然就会醒来，醒来也不要勉强自己硬睡，可以看看电视、听听广播。

老年人常见的睡眠障碍

不宁腿综合征

　　年纪越大,此病症的出现率也越高。通过治疗可以根治,或者即使无法根治,也可以不再影响睡眠,故建议就医。

【不宁腿综合征的特征】

● 症状

▶ 以脚为中心(特别是脚里面),感觉异样,会出现瘙痒、疼痛、发热、抽搐、发软等症状。躺着不动或睡着时,或者坐着时都有可能发作。

▶ 上床后入睡前,或者刚入睡时,易发。

▶ 无法忍着不动,想动动腿的愿望非常强烈。

▶ 一动动腿,就会感到症状缓解很多。

● 部位

▶ 易发作于小腿部、大腿部。

▶ 有时,腹部、手腕、脸部也会出现。

● 持续时间

▶因人而异,30分钟或者3 ~ 4小时的都有。

睡眠的不规律化

老年人"睡眠"和"觉醒"的节奏差异变小,夜晚睡不熟,午睡越来越多。外出机会减少,很少晒到阳光,与人接触等外界的刺激也减少,身体节律的不正常导致睡眠的不规律。

由于脑部疾病等引发的生物钟机能低下,也会让睡眠变得不规则。随着症状加重,深夜会动来动去,无法保持清醒,老是处于睡得迷迷糊糊的状态。日间要充分活动身体,与人见面说说话,让生活充满活力,身心的疲劳到了夜间自然会依靠深度睡眠来消除。只要让睡眠和觉醒保持明显的的节奏差异,睡眠的不规律现象也就自然消失了。

但是白天也不能太累,既不能让身心太疲乏,也要有适度的活动量。

晚饭后的19 ~ 20点,不要躺到床上去。睡这么早的话,即使睡得再香甜,清晨3 ~ 4点也就醒来了。虽说"早起的鸟儿有虫吃",但在黑暗中醒来往往会带来情绪上的低落。

老年人失眠消除法

改变生活习惯最重要。男性到了退休年龄，女性到了丈夫退休或孩子独立的时候，开始出现失眠的人很多。

入睡困难，往往是由于太早上床准备入睡。有很多人是想要早些睡，或是眼睛不好不想再看电视而早早上床。有些女性，因为丈夫睡得早，也只能随之早睡，早早上床结果导致失眠的人不在少数。

勉强早睡反而会导致入睡困难。身体还没有准备好要睡觉，即使再想睡也是睡不着的。这种情况下，到了身体自然想睡的时候再上床是最理想的，然后，早上一定要在固定时间起床。

出现夜间易醒、睡眠变浅时，先想一想每天躺在床上的时间有多久。60岁以上健康人的睡眠时间平均6小时。比这睡得久的话，要么睡眠变浅，要么夜间易醒。想要好好睡上一觉的话，每天在床上的时间要控制在6～7小时。

因早上醒得太早而烦恼的人也很多。特别是男性，同时还会出现晚上早早犯困等症状。男性到了55岁，会突然变成早起小鸟型，早睡早起会很明显。出现这种情况时，晚上尽量做些喜欢的事情，尽量晚睡，睡了6小时之后可以起床看看电视等放松一下。散步虽然不错，但太早晒太阳的话，小鸟型会越来越严重，早上8～9点时可尽量戴墨镜避免阳光。

日本的睡眠调查结果表明，有运动习惯的人不易失眠。养成每天坚持运动的习惯,有利于睡眠。

老年人安睡Q&A

Q 养老院里失眠的人太多,自己也因此而困扰。

随着年龄增长,昼夜的区别不再明显。睡眠时间也变短。健康人群60岁以后,夜间睡眠只要6小时。

养老院熄灯时间早,一天在床上的时间也变得长了。即使21点熄灯,早上6点起床的话,也要在床上待9个小时。在床上躺得超出身体所必需的睡眠时间的话,导致睡眠变浅,夜间易醒。夜间醒来后,想到别人还在睡,不能发出响动,愈发会在意是否会失眠。

不要在意是否睡得长。养老院方面,也可以开放娱乐室等,让还不想睡的老年人在熄灯后也能活动到自然想睡的时间。天气好的时候,尽量外出,充分晒日光,保持生活有节奏。

如果担心失眠,不要有顾虑,要就医。光是和医生的谈话,有时就会让因为睡不着而焦虑的心情得以放松。

Q 晚上7点就入睡,睡到深夜2点就醒来怎么办。是否需要服药呢?

20岁的健康人只要睡7小时,40岁以后6.5小时,60岁以后只要6小时,晚上7点入睡的话,即使睡7小时,也自然在深夜2点就醒来了,其实很健康,没有问题。不建议为了睡得更久而服药。

可以尽量睡得晚些,夜里醒来可以听听广播。

Q 安眠药是否会导致痴呆,上瘾呢?

如果安眠药效持续到次日清晨,依然头脑昏沉,则说明安眠药药量太大,或者作用时间太长。这和痴呆完全不一样。研究表明,目前使用的苯二氮䓬类安眠药,即使长期服用也不会上瘾。

但是,安眠药毕竟是药,服用时必须遵循医嘱。

Q 和睡眠相关的烦恼,应该看什么科呢?

最好找能够治疗睡眠障碍的专业医生,但目前人数还不多。

一般的大医院都有神经内科。也可以找附近的常去看病的医生,自诉症状,无论是哪科的医生都能开安眠药。

但是,自己不能随意服用或者停药。要严格遵循医嘱。在服用其他疾病的治疗药时,若出现失眠症状的话,首先应告知医生。医生会根据情况,建议是否换药或者改变服用方法等。

Part 5

实在睡不着的时候
——就医和服药

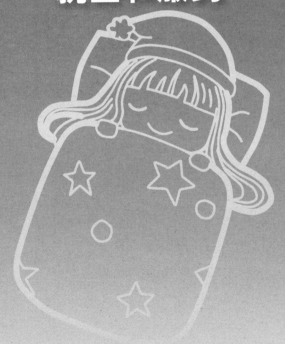

去医院诊治吧,不要硬撑

　　每天晚上睡得香甜,早上醒得自然,这是最理想的,但现实中大部分人都对睡眠不满意。其实,只要对白天的生活没有影响,可以正常活动的话,就说明睡眠没有问题。

　　但是,躺在床上的时间足够长却睡不好,日间身心的状态欠佳的话,建议不要独自烦恼,而要前去就医。通过调查失眠的原因,有时会找到隐藏着的意想不到的疾病。

　　体内生物钟紊乱引起的睡眠障碍,仅靠自己的力量很难纠正,有必要住院接受专业治疗。

就医之前

　　即使决定就医,也往往会发现不知道要看哪一科。

　　可以提供专业的失眠诊疗的有精神科、神经内科和心理科。近年来,越来越多的人开始关注自己的心理问题,愿意接受精神科治疗的人呈增长趋势。但是,还是有很多人听到"精神科"会有抵触情绪。

　　这种时候,可以去找平时熟识的医生,请他给你提供生活建议, 根据需要, 也可以请他给你开安眠药。症状相对轻时, 仅仅是把你的烦恼和痛苦告诉医生, 有人倾听也会减轻精神负担, 让症状有所好转。但是, 如果症状没有改善的话, 需要转诊到有专业医生的大医院。

睡眠障碍的检查需要特殊设备, 拥有这些设备的医院数量有限。

就医时会被问到的问题

开始失眠诊断前, 医生经常会问"什么时候开始睡不着的"、"有没有想得到的原因"、"失眠以外还有其他症状吗"等等, 针对睡眠状况和生活环境会问得很仔细。

就医前, 可以先对自己的失眠情况做个梳理, 以便于医生问诊。要准确告诉医生自己的症状, 这些信息不仅能帮助医生制订治疗计划, 也可以帮助自己客观审视自己的失眠情况, 找到解决失眠的途径。

而且, 要想获得适合你的建议和治疗, 那么, 掌握睡眠的基础知识, 准确告知医生自己的症状非常重要, 即使是小细节, 也不能自以为是不必告知医生的信息, 请尽量详细地描述给医生听。

在自诉有失眠障碍的病人中, 多有忧郁症、睡眠呼吸暂停综合征(见32页)、发作性睡病(见36页)、周期性肢体运动障碍(见32页)、不宁腿综合征(见33页)等隐患。睡眠状态下, 自己无法观察自己的症状，要请家人和周围人帮助观察，确切地告知医生症状（比如鼾声响、有呼吸暂停、有脚部抽搐、没有活力等等）。

失眠症的问诊实例

【失眠状况】

▶ 什么时候开始睡不着的？

▶ 有没有想得到的原因？

▶ 入睡需要多长时间？

▶ 有没有失眠以外的其他症状？

【失眠种类】

▶ 入睡需要多久？

▶ 会半夜醒来去洗手间吗，醒来次数多吗，醒后还能马上睡着吗？

▶ 早上，是否醒得很早？

▶ 有睡得香甜的熟睡感吗？

【失眠原因（5个P）】

▶ 是否有肿瘤、心脏疾病、消化器官疾病，发热等症状？（身体因素，physical）

▶ 是否有时差、倒班、昼夜颠倒等情况？（生理学因素，physiological）

▶ 是否有精神上的打击、压力、生活上的烦恼？（心理学因素，psychological）

▶ 是否有情绪低落、容易担忧、酒精依赖、精神分裂等症状？（精神病学因素，psychiatric）

▶ 是否饮酒、抽烟，咖啡因摄入情况如何？目前是否在服药？（包括药店、便利店买的药物以及保健药）（药理学因素，pharmacological）

【其他问题】

▶ 白天是否做些运动？

▶ 是否一直待在家？

▶ 是否被家人指出鼾声很响？

▶ 是否被家人指出过有呼吸暂停现象？

▶ 脚是否感到过抽搐？

▶ 最近，是否感到缺乏活力？

检查方法

　　一般只要充分了解了你的生活习惯和睡眠状况就能确诊。无法确诊时，作为辅助诊断，有时会记录睡眠时的脑波、心电图、肌肉和眼球的运动，测量睡眠波的波动。

　　检查时，需要在头部、鼻子、眼部、喉咙、胸部、脚部等多部位贴上传感器，在睡眠时连续测定，需要住院检查。检查完全没有疼痛感，但是检查需要特殊的设备，一般只有开设了专业睡眠诊疗科的医疗机构才有。

如在问诊阶段,发现失眠疑似由其他疾病(比如内脏疾病等)引起的话,也应做相关的检查。

睡眠障碍的治疗法

首先要反省自己的生活习惯,保持正确的睡眠节律,调整卧室环境,有节制地饮酒吸烟,不刻意地强迫自己入睡等。在接受了这些生活指导(睡眠卫生)后,症状依然未改善的话,会采取药物疗法或非药物疗法。

非药物疗法的种类

- 精神疗法——导致失眠的精神压力、导致慢性失眠的对失眠的恐惧和不安引起的恶性循环,通过减轻这些问题来改善失眠症状。
- 抑制刺激疗法——针对那些上了床却愈发清醒、入睡困难的人,在不想睡之前不要上床,睡不着就先起床,做做让自己放松愉快的事,然后次晨到了规定时间一定要起床的疗法。
- 睡眠限制疗法——针对总是想要再多睡一会,即使没必要睡那么久也赖在床上的人,通过减少在床上的时间和身体所需要的睡眠时间的差异,改善失眠症状。

如何聪明地服用安眠药

睡不着虽然很难受，但也不想服用安眠药——很多人会这么想吧。"是否会产生安眠药依赖症呢"，"服用过量是否会死呢"，"连续服用会变痴呆么"，有很多人虽然不是很了解（或者正是由于不了解）却非常抵触安眠药。

也有些人虽然没有那些想法，但总觉得比起"要依赖药物才能安睡"，就没有更好的方法了吗？

但是，再怎么想，如果症状没有改善，对体力、脑力都造成不良影响的话，就会对工作和日常生活带来障碍，那就没必要再硬撑着坚决不服了啊。比起服药，能够睡得香甜才是最重要的。

以往对安眠药的那些顾虑，不可能一下子消除。因此，获得正确知识才是最重要的。有顾虑可以找医生，一定要在医生指导下服用安眠药。

安眠药的真真假假

安眠药是否会产生依赖性？

以前经常使用的巴比妥类安眠药，确实会出现不服药就会越来越睡不着的情况,有些病例也被认定产生了依赖症。但是,目前常用的苯二氮䓬类安眠药,连续服用产生依赖症的可能性很低。

大量服用安眠药是否会致死?

以前的巴比妥类安眠药和溴滑利尿素类安眠药,大剂量服用,确实会抑制呼吸中枢的活动,会致死。

但是,目前使用的苯二氮䓬类安眠药,不会对呼吸中枢产生抑制作用,即使大量服用,也不会致死。

以前推理小说或者侦探剧中,经常出现服用大量安眠药自杀的情节,现在已经不可能了。

服用安眠药是否会痴呆?

服药后,不立即入睡而继续醒着的话,就会出现不记得自己做了什么的现象,安眠药致痴呆的坏印象也是这么来的,特别是就着酒精服用安眠药的话,经常会发生这样的情况。

这种记忆障碍,被称作向前性健忘,并不是由安眠药本身引起的,而是由于服用方法错误造成的(服药30分钟以内,必须就寝)。但这也只是短暂的现象,对大脑并没有损伤。

服用安眠药和引发老年痴呆没有必然性。

比起安眠药,镇定剂是否更安全?

镇定剂的抗焦虑药和安眠药同样,大多是苯二氮䓬类药物,有催眠、稳定情绪、舒缓肌肉、抗痉挛的作用,只是主要药效不同而已。以催眠为主要疗效的是安眠药,以稳定情绪为主的是精神镇定剂。哪种药都比以前的巴比妥类药物更安全,耐药性和依赖性也更低。

如果失眠是由焦虑和纠结导致的,那么比起安眠药,服用镇定剂更有效。

但是并没有焦虑和纠结症状的失眠,自然是服用以助眠为主要疗效的安眠药效果更佳。而且,安眠药的优点是可以根据失眠的类型选择不同的药物。

最近新开发的安眠药,头晕这一副作用明显减弱,但镇定剂还没有这样的效果。

服用安眠药后是否容易走路不稳?

苯二氮䓬类安眠药除了助眠作用和缓解不安以外,还有抗痉挛和松弛肌肉的作用。由于肌肉松弛作用,走路时容易脚步踉跄,或者出现身体无力的状况。

但是,最近开发的新型安眠药,肌肉松弛作用已明显减弱。

长期服用安眠药是否不好?

安眠药,每天只要服用规定的剂量,对身体和脑部没有不良影响,一般不会出现因药效减弱而需要增大剂量的问题,只要遵循医嘱,长期服用也是安全的。

多日失眠,使日间活动相应减少,从而导致精神和情绪恶化,引发各种弊端。想到这些坏影响,若连续服用安眠药可以让自己白天充满活力,难道不好?

清晨早醒的失眠,是否需要服用2粒安眠药?

医生会根据患者的失眠类型选择最适合的药。入眠障碍还是夜间易醒,抑或是清晨早醒或者是熟睡障碍,治疗药各不相同。

因此,不能没有医生的指导,就随意改变服药的剂量。药效并不一定因为服用了2粒就更持久,甚至有时药效持续到次日,次晨依然睡意浓浓,或者半夜醒来时脚步踉跄等副作用明显。

清晨早醒可能有各种原因,比如因为声响或光亮等卧室环境,或者因为血压或忧郁症等疾病。

告知医生你的实际症状,相信医生的诊断极为重要。

安眠药的种类

现在大多是苯二氮䓬类安眠药,作用于大脑的睡眠系统,让脑神经镇定。苯二氮䓬类有助眠作用和抗焦虑的作用,主要用于助眠的是安眠药,主要用于抗焦虑的是精神镇定剂。因苯二氮䓬类的药效时间短,也会用于睡眠导入药,或者催眠药。

以前使用的巴比妥类安眠药,或者非巴比妥类安眠药,容易产生药物依赖,无法停药,现在除了术前麻醉等特殊场合以外,几乎不再使用。巴比妥类或非巴比妥类安眠药的副作用所造成的不利影响,导致很多人会抵触安眠药。

目前的苯二氮䓬类安眠药,即使长期服用,也不会出现无法停用的依赖性,也不会出现剂量越来越大的耐药性,可以安全地安心服用。但是,再安全的药物毕竟也是药物,不能随意停药或者增量。

市面上的改善睡眠类药物,是多见于感冒药和抗过敏药的抗组胺药的一种。虽然能暂时缓解失眠状况,但是容易产生依赖,不可用于失眠的治疗。因为可以在药店买到,很多人会轻易服用,但失眠长期化的话,必须停用,需要请医生开适合自己的安眠药。

因为误会和偏见而不愿服药,使失眠进一步恶化或者长期化的话,得不偿失。请大家掌握关于药效和副作用的正确知识,聪明地服用药物吧。

按药效持续时间分类

安眠药根据药效时间长短,可以分为以下4种。

- 超短时间型(立即见效,2 ~ 4小时后失效);
- 短时间型(药效持续6 ~ 12小时);
- 中等时间型(药效持续12 ~ 24小时);
- 长时间型(药效持续24小时以上)。

根据失眠的种类,使用的安眠药也不同。通常,入睡困难需要超短时间型或者短时间型的安眠药,夜间易醒或者清晨早醒需要中等时间型或者长时间型的安眠药。

服药时的注意点

拿到安眠药的处方后,首先必须遵循医嘱,正确服药。所用药物的种类不同,服药方法和注意事项也不同,不要去参考其他人的服用方法。

一般须知的注意事项如下:

● 不要和酒精一起服用,否则会互相作用,导致药效过度,频繁发生记忆障碍,副作用严重。服用安眠药后30分钟以内就上床是安全的,千万不要睡前再饮酒。

● 按照自然的睡眠节律,在恰当的时候服用,服药时间请听从医生指示。

● 空腹时药物吸收不佳,晚饭要正常摄入。如果正在服用治疗其他疾患的药物时,必须告知主治医生。

● 服药后立即上床。药效会在服用后20～60分钟后出现。

● 安眠药种类众多,一定会有适合你的,如果目前服用的安眠药无效或有副作用的话,请马上告知主治医生。

● 根据自己的判断来调整药物的剂量,会无法获得理想的药效,必须严格遵循医嘱。法律上禁止把安眠药转给其他人。

和其他药物同时服用时的注意事项

和其他药物一起服用时，尤其需要注意。

老年人或有基础疾病（高血压、糖尿病）的患者，会同时服用多种药物，一定要向医生和药剂师确认。研究表明，和大环内酯类的抗生素、降压药中的钙拮抗剂、治疗胃溃疡的西咪替丁等H2受体拮抗剂等药物一起服用时，明显会使安眠药的分解变得迟缓。

保健药，以及含有保健成分的食品，也需要引起注意。含有被认为对失眠有效的贯叶连翘、颉草等药草的保健药，也会妨碍安眠药的分解。和安眠药一起服用时，需要征得医生的同意。

另外，咖啡、红茶、绿茶、巧克力等含有咖啡因的食品，也需要引起注意。咖啡因除了清醒作用外，还有利尿作用，摄入时间要合理安排。

副作用

为了安心有效地服用安眠药，有必要事先了解其副作用。有什么副作用？什么程度的？什么时候会出现？不清楚时，要主动咨询医生。

常见的安眠药是不会产生依赖性的、安全的苯二氮䓬类安眠药，但是也有以下副作用：

● 药效过于持久——安眠药的作用持续到次晨以后。早上起床后依旧嗜睡,伴随身体疲软、头晕眼花、无力、头部沉重、有疲倦感,特别易发于老年人中。早上起床时,觉得头脑迷糊,这也是药效过于持久的表现。

- 记忆障碍——不遵循医嘱,安眠药服用过多,或者就着酒精服药,会出现记忆障碍,忘记了入睡之前的事,或者夜间醒来的事,抑或是早上刚醒来时的记忆。安眠药一旦排出体外后,记忆就恢复正常。只是暂时性的,不会发展为老年痴呆症。

- 肌肉松弛作用——安眠药多少都有让肌肉松弛的作用,会使脚步踉跄,容易跌倒。年纪越大作用越明显,想要起身时没有力气,跌倒导致骨折等等,这些需要注意。但是,最近也开发出了一些肌肉松弛作用弱的药物。

- 奇异反应——服用苯二氮䓬类安眠药后,偶尔也会出现情绪过于愉快从而行为缺乏克制等奇异反应。就着酒精服用时,容易产生这一副作用,也多见于老年人。

为减轻以上副作用,新近改良的苯二氮䓬类安眠药中的称为"非苯二氮䓬类"的唑吡坦、佐匹克隆等安眠药,可以诱发自然的睡眠。如果出现上述副作用,不要有顾虑应立即就医,医生会根据失眠状态的改善和副作用的症状,来调整药物的剂量和种类。

从2010年以来,针对入睡困难的患者,也会采取服用褪黑素的治疗,直接作用于生物钟。

安眠药的停药方法

安眠药是否可以停药需要符合以下4个条件：

(1) 已经没有失眠的症状和苦楚。

(2) 不再有会导致失眠的恐惧心理。

(3) 心情舒适镇静。

(4) 对停药没有担忧。

服用安眠药一段时间后，失眠得以改善，睡眠变得稳定的话，就可以准备停药了。但是，不能根据自己的判断突然停药，这样会引起更严重的失眠，一定要遵循医嘱。

首先是减少剂量。渐减法，是指每天持续服药但是剂量减少的方法。这时重要的是，要晚睡早起，尽量缩短躺在床上的时间。睡在床上的时间，最长不超过7小时。想要比自己的年龄段所需的睡眠时间睡得更久的话，就不要减量。

减量以后，依然睡得着的话，可以间歇性停药，逐渐增加停药的频率，这就是隔日法。不服用药物的时候就是停药日，想要和平时一样的时间入睡，却又会在意自己已经停药，就有可能出现难以入睡的情况。停药日，要等到睡意自然来袭后再上床睡觉。或者比往常晚1小时再入睡。硬要入睡的话，反而会再次形成对失眠的恐惧感。

停止服用安眠药的过程，其实也是在帮助你改正错误睡眠习惯的过程。

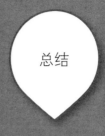

总结

12招教你今夜睡得香

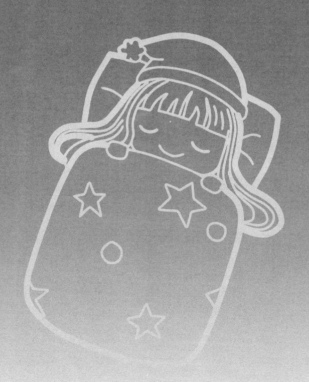

1. 睡眠时间因人而异，白天不觉得困倦即说明睡眠充足

每个人所需要的睡眠时间长短不一，更何况并不是想睡得久就真能睡得久。只要对白天的生活没有什么影响的话，就没必要执着于8小时睡眠。有人需要睡得长，也有人睡得短，季节不同睡眠时间也会发生变化。

一般来说，成人每天睡6至7小时已睡眠充足（有好好睡了一觉的感觉）。如果白天经常觉得非常困倦，或者周末不比平时多睡3小时以上就觉得没睡够的话，就说明睡眠不足。

年龄越长，睡眠时间会越短。实际调查发现，20～29岁的人一般睡7小时，40～49岁的人一般6.5小时，60岁以上的人一般6小时左右。

2. 入睡前避免兴奋，找到适合自己的放松法

不要在入睡前4小时内摄入咖啡因，入睡前1小时内吸烟。

咖啡因的兴奋作用会在摄入30～40分钟后显现，持续4～5小时。香烟中的尼古丁会刺激交感神经，妨碍睡眠，其效果会在吸入后持续几小时。

反之，阅读一些轻松的书籍、听听音乐、点一些香氛来放松的话，有助于很好地入睡。或者，伸展运动（见49页）、肌肉松弛

法 (见52页) 也会非常有效。要找到适合自己的方法。

　　如果泡热水澡的话，会让身体变得清醒，入睡前若要泡澡的话，注意水不能太烫。

3. 想睡再睡，入睡时间不必拘泥

　　有时越想睡，头脑却会越发清醒，久久不能入睡。平时入睡时间之前的2 ~ 4小时，可以说是一天中最难以入睡的时间。

　　如果睡不着，不必勉强自己一定要睡，可以起床放松一下，等有了睡意再睡。

4. 每天同一时间起床

　　没必要刻意早睡早起，早起必然会早睡。

　　起床后，要尽快沐浴在日光下，有助于晚上快速地入睡并能睡得香甜。要是睡太久起得太晚的话，当晚入睡也迟，第二天起床必然觉得难受。

　　星期天睡到中午才起的话，星期一早上起床必定苦不堪言。因此，要坚持每天同一时间起床。

5. 调节光亮获得优质睡眠

　　一睡醒就让阳光照进屋内，开启自己一天的生物钟吧。

　　起床晒过阳光的14 ~ 16小时后会出现睡意，要是没有晒过日光的话，当晚的入睡会晚1小时左右。

晚上的照明不要太亮,室内如果太亮的话,生物钟的节奏会变得迟缓,自然入睡也会晚。

6. 三餐准时,运动适量

早饭可以唤醒大脑和身体。每天同一时间吃早餐的话,在这之前的1小时消化系统就会变得活跃,早上醒来也会觉得神清气爽。

吃夜宵的话,尽量吃得清淡些。特别是多蛋白质的饮食会妨碍睡眠,因为饥饿感而无法入睡时,可以吃少许易消化的东西。

适量的运动可以提高睡眠质量。有运动习惯的人确实很少会失眠。运动量不必多,稍稍出汗即可,关键是每天坚持。

7. 要想午睡的话,尽量在下午3点前,睡20 ~ 30分钟

午饭后至下午3点前的午睡,不会影响晚上的睡眠质量,还可以消除白天的困倦。但是,如果睡30分钟以上的话,身体和大脑都会进入睡眠模式,效果会适得其反。午睡睡得太久,反而会精神恍惚,傍晚过后的"午"睡更会对夜晚的睡眠带来恶劣影响。

8. 晚睡早起有助于获得深度睡眠

在床上睡得越久越难以获得熟睡感。

睡眠浅没有熟睡感的时候,晚睡早起会行之有效,减少卧床时间,只在很想睡的时候才上床睡觉的话,会增加熟睡感。

9. 出现打鼾厉害、呼吸暂停,脚抽筋、脚瘙痒等症状时,要引起注意

这些症状多由和睡眠有关的疾病引起,也可能是其他的疾病造成的睡眠障碍。

一旦出现打鼾厉害,频频出现呼吸暂停(特别是中年男性),脚瘙痒、发热、抽筋等症状时,需要就医。如果是某种疾病引起的话,需要相应的治疗。

10. 即使睡很久,白天却依然觉得困倦的话,需要就医

每天虽然晚上睡很久,白天却依然觉得困倦并影响到工作和学习的话,必须就医,因为可能患有嗜睡症。

过于困倦时,发生操作失误、交通事故的概率是正常的2倍。工作和驾驶时须加倍小心。

11. 睡前饮酒代替安眠药,只会导致失眠

睡前饮酒后,难以进入深度睡眠。不服用安眠药而饮酒助眠的话,会减少深度睡眠,导致半夜易醒。

而且,逐渐会变得每天都要依赖酒精才能入睡,酒量会很快增多,对身心都会造成影响。

12. 可以在医生指导下安心服用安眠药

安眠药根据失眠的症状和程度,种类不一。只要正确服用,

就是安全有效的。

必须遵守：每天同一时间服用，不和酒精一起服用，服用后30分钟内上床休息，及其他医嘱。

如果是由于其他疾病引起的失眠，服用安眠药会适得其反，必须听取医生的意见。

后记

  本书尽量详细明了地介绍了睡眠、睡眠问题及其应对法，致力于帮助读者发现自己睡眠的特性，了解自己睡眠的问题。初次阅读本书之后，大家会觉得"这符合我的问题"、"这不符合我的问题"、"这个方法可以试试"、"这个方法有些难"等等。书中提供了多种多样的方法，希望每个人都能找到适合自己的优质睡眠法，并从适合自己、自己也喜欢的方法开始实践。

  每5个成年人中就有1个人失眠。躺在床上却难以入睡的苦楚，渐渐地会使白天的身体机能下降、情绪低落，会使整个生活变得苦不堪言。如果不及时解决失眠问题，还会诱发高血压、糖尿病以及忧郁症，并导致恶化。因为忙碌引起的睡眠不足，会使白天的注意力低下，困倦引发事故纠纷等等。睡眠不足还会加大食欲，影响血糖的控制。优质的睡眠是身体健康的保障。本书中的知识，希望对你以及你身边那些深受睡眠问题困扰的人有所帮助。睡眠的疾病，因为家人观察细致而得以早期发现的事例有很多，希望本书也能有助于家庭的健康管理。

  阅读本书之后，想必你也已了解，有时越想睡越无法入睡，睡得过久会无法获得熟睡感。另一方面，因为安眠药的信息泛滥而对服用安眠药有所顾忌的人，亦可以通过本书获得基本的知识。写作本书的最大目的就是告诉读者，只有正确掌握了最新的知识才能真正解决睡眠问题。

　　如果书中的方法行之无效的话，建议就医。届时，你也会发现自己可以有条理地告诉医生，自己有什么样的睡眠问题，症状发生的频率等等。对患者来说，如何向医生准确地描述自己的症状，也是一种技术，也易于帮助自己获得优质医疗。

　　日本大学医学部精神医学系主任　教授　　内山　真

译后记

"在'今天'睡觉"，很长一段时间以来，这都是我新年目标里的一项。每晚十点，依然精神振奋，不到深夜两点以后，睡意不会袭来。一旦睡下，又睡得很熟，可以一觉睡到中午自然醒来。有时为了督促自己实现这一目标，会早早地十点就上床，但依然要等到两点以后才能入睡，更有甚者，偶尔会因为太过于强迫自己今天一定要早睡，反而过了两点也睡不着。就这样周而复始的每一天，直到我翻译了本书。

睡眠时相延迟综合征，我自以为是喵星人，其实是体内生物钟控制睡眠的节律紊乱，也是一种睡眠障碍。按照本书的方法，自我评估了自己的睡眠状态后，开始了自我调整。最大的感受是：即使周末也依然要在固定的时间醒来，到阳台上去感受一下阳光，然后可以再回到床上去睡一会。这一点在星期天特别重要，否则周一的早上会特别难受。因为在阳光映入眼帘14～16小时后，睡意会自然来袭。偶尔需要熬夜的话，也不必太担心，身体觉得缺觉时，自然会让你补觉，但是，如果你想白天先好好睡一觉，晚上可以熬夜的话，基本没什么用，因为身体不需要还不觉得缺少的睡眠。不要太在意"八小时睡眠"，不要太在意应该几点入睡，想睡的时候再睡，只要能在想起床的时间起床，白天也不觉得困乏的话，就说明你睡眠充足。实在睡不着的话,不要抗拒安眠药,服安眠药自杀的情节已然不适用于现在的推理小说。这些,都是我在翻译了本书之后,获得的对睡眠的新认识。

现在的我,基本上已经每天都能"在今天睡觉",即使有时到了十二点依然不想睡的话,也变得坦然,看看书听听音乐,静静地等到睡神的降临。但是,无论睡得多晚,都会坚持在固定的时间醒来,以保证当天可以在想睡的时间入睡。

当然,这种调整方法可能只适合于我的睡眠问题。但是,我相信,正如作者所言,如果你能认真地看完本书,一定也会发现你的睡眠问题所在,找到适合你的方法,让你今夜就能睡得香甜。

最后,感谢上海交通大学出版社的赵斌玮老师和陈勤老师给了我翻译本书的机会。感谢编辑为本书的付梓付出的心血。感谢我的家人和朋友,帮助我在翻译本书的过程中,正视自己的睡眠问题,调整了作息时间。感谢我的领导"中国工程院院士"钱旭红先生为本书欣然作序,感谢我的导师复旦大学历史系教授冯玮先生对我的鼓励,感谢我的同桌东方卫视主持人袁鸣女士对我的支持,因为有了大家的肯定,才有了这本书的面世!

蒋青

2015 年 9 月于上海